万友生医学丛书

伤 寒 知 要

万友生　编著

U0334770

中国中医药出版社
·北京·

图书在版编目（CIP）数据

伤寒知要 / 万友生编著 .—北京：中国中医药出版社，2016.9
（2020.7重印）

（万友生医学丛书）

ISBN 978 – 7 – 5132 – 3611 – 9

Ⅰ . ①伤⋯　Ⅱ . ①万⋯　Ⅲ . ①伤寒（中医）—研究
Ⅳ . ① R254.1

中国版本图书馆 CIP 数据核字（2016）第 214881 号

中国中医药出版社出版

北京经济技术开发区科创十三街 31 号院二区 8 号楼
邮政编码　100176
传真　010 64405750
山东百润本色印刷有限公司印刷
各地新华书店经销

开本 880×1230　1/32　印张 7.5　字数 149 千字
2016 年 9 月第 1 版　2020 年 7 月第 3 次印刷
书号　ISBN 978 – 7 – 5132 – 3611–9

定价　25.00 元
网址　www.cptcm.com
如有印装质量问题请与本社出版部调换（010 64405510）
版权专有　侵权必究

社长热线　010 64405720
购书热线　010 64065415　010 64065413
微信服务号　zgzyycbs

书店网址　csln.net/qksd/
官方微博　http：//e.weibo.com/cptcm
淘宝天猫网址　http：//zgzyycbs.tmall.com

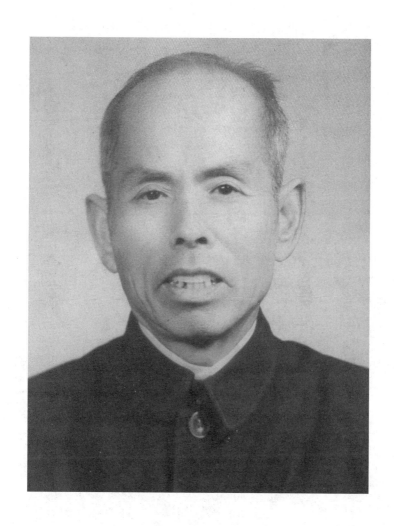

万友生先生

金玛瑛　女　辛多

患头眩疾，久治少效。每晚发眩
晕甚，卧则□，终日头脑昏闷，食少瘦
多，欲吐，大便黏腻，舌淡，脉濡滑。
当和胃安神。

法宜夜乙醒芪（？）……
陈糯米……生甘草三钱……

万友生处方

万友生先生手迹

《万友生医学丛书》
编委会

邓 序

友生兄，儒而医者也，十年寒窗，琴棋书画，诗词歌赋，清品自高。年少从名师学医，弱冠悬壶济世，焚膏继晷，奋发图强，三十而医名噪。新中国成立，世治民安，中医事业得以发展。兄积极响应政府号召，从政、从教，悉殚精竭虑，务求美善。尝谓人必自度乃能度他。

在数十年教学生涯中，深入仲景堂奥，广探叶、薛、王、吴，求本于临床实际，证之于学术研究，得出"热病寒温内外统一"的科学结论，为中医重新进入急危重症阵地建立全面的理论指导。

我与友生兄，相知相交数十载，志同道合。其"学中医以国学根柢为要"的中医教育思想，亦同我心。

先生今值百岁诞辰，中国中医药出版社拟出版《万友生医学丛书》以纪念之，以传承之，侄女兰清求序于予，乐为之。

百〇一叟 邓铁涛
2016 春序于羊城

蒋 序

　　万友生先生，号松涛，江西省新建县西山乡人。生于1917年农历九月二十一日，卒于2003年6月2日，享年87岁。江西中医学院（现为江西中医药大学）教授、主任医师，享受国务院特殊津贴专家。曾任江西省政协常委，中国科协"三大"代表，中华全国中医学会第一、第二届常务理事，第三届顾问，江西省中医药研究所所长。

　　先生生有异禀，聪敏过人，童蒙之时虽已新学蔚然，而国学课业仍为基础，乃于勤勉学习现代科学之外，浸润乎四书五经之中，兼以吟诗作对，学书作画，可谓国故新知两皆精进。17岁考入江西中医专门学校，三年后日寇入侵，学校散馆，先生先后避难于樟树、峡江、吉安等地，即悬壶应诊，以医为业，造次颠沛十余年，反倒于江湖中练出了不凡身手，医名渐起。新中国成立后，先生以医从政，入掌江西省卫生厅中医科，受聘为中央卫生部全国卫生科学研究委员会中医专门委员会委员、中南军政委员会中医委员会副主任委员。1955年江西省中医进修学校（江西中医学院前身）成立，先生为教导处副主任，主管教学工作，兼授《伤寒论》《温病学》课程，倡立寒温统一之论。"文革"浩劫，先生以"反动学术权威"之身备受冲击，下放劳动，被迫改造。粉碎"四人帮"后，先生虽已年届花甲，却精神焕发地开启了一个个学术之春。撰写著作，发表论文，培养研究生，外出讲学，学术激情喷薄而发，科研成果不断涌现。1982年，先生以65岁之龄出任江西省中医药研究所首任所长，筚路蓝缕，开创之功令人钦敬。此后，又以古稀之年，领衔主持国家"七五"攻关课题，并获得政府科技奖励。

先生以医名世，然不失儒家本色。温文尔雅，谦虚诚悫，且琴棋书画，诗词歌赋，享誉医林，时与裘沛文、刘炳凡诸先生吟咏唱和，传为佳话。先生以其标格风范，堪为一代宗师，高山仰止，令人追慕！

万友生先生寝馈岐黄七十年，兢兢业业，矻矻不息，老而靡倦，为中医药事业的振兴发展做出了突出贡献，是中国一百年来知名的中医临床家、理论家和教育专家。万友生先生毕生献身于中医学术的研究，以其理论上独有建树、临床上颇有特色、科研上多有创获、教育上富有新见而享誉海内外。

在中医理论的建设方面，万友生先生标举寒温统一的旗帜，提出"八纲统一寒温证治，建立热病学科体系"的倡导，是近六十年来中医理论研究的一个亮点，不仅在学术界引起强烈反响，而且有可能成为中医理论创新的典范。先生崇尚张仲景，年方弱冠即著有《伤寒六经分证表》（读书笔记），终以研究《伤寒论》名家，但他能以敏锐的眼光和广阔的视野，突破伤寒的"藩篱"，博采众方，融合百家，尤其在全面考察中医热病学历史及现实的基础上，从寒温学说的源流、内容、临床应用及发展等多方面，对寒温统一的学术观点进行了充分论证、深刻阐述。他所发表的有关寒温统一的一百多篇论文，以及精心撰写的《伤寒知要》《寒温统一论》《万氏热病学》，不仅是先生理论研究的结晶，也是中医学术的宝贵财富，中医热病学的建设必将从中获得借鉴依据和启迪提示。

在中医临床上，万友生先生少年悬壶，即蜚声海内，在七十年的摸爬滚打中，不仅积累了丰富的经验，而且形成了自己独有的特色和风格。先生主张经方与时方同用、补脾与补肾并重，一辈子"寝馈长沙堂室，言行悉遵仲景"。"为了进一步印证经方疗效，提高教学质量，才在临床上偏重药味少而用量大的经方。"为此，先生还经常向学生介绍自己所推崇的药味少而精的经方。但先生在灵活应用经方的同时，也不轻视、废弃时方，对李东垣、张景岳等医家的大方更是推崇有加，不仅重视大方，晚年的先生还有意愿深入摸索轻剂量时方治病的经验。在关于补脾与补肾的问题上，先生认为："脾为后天之本，肾为先天之本，本来都是人体的根本所在，应该是同等重要的。"因而临床上，或主补脾，或主补肾，相互照应，相映成趣。先生以自己长期临床实践的体会，认为脾胃病最为常见，因而调治脾胃的方法也就用得最多。先生还十分重视肾与命门的调理，在补脾的同时，充分考虑肾脏的关系，而不忘照顾"真火""真水"的问题。总体来说，万友生先生一生善用经方，善补脾胃，有其独到的经验和体会，值得我们进一步发掘、整理。

在科学研究上，万友生先生向来以思维敏捷、思考深刻、见解独到而著称于世，不仅年轻时思维活跃而广阔，对中医的许多理论问题有过较深入的钻研探索，即使晚年也没有停止在理论方面的思考。20世纪80年代，万友生先生年已古稀，但仍精神振奋地领衔主持国家"七五"攻关课题——"应用寒温统一理论治疗急症的临床研究"，并获得国家中医药管理局科技进步三等奖和江西省科技进步二等奖。他留下的数百篇科研论文和《万友生医论选》《万友生医案选》等十多部著作，不仅是先生长期科学研究的结晶，也是先生辛勤耕耘的见证。

万友生先生从医执教七十年，为我国的中医事业培养了大批的优秀人才。先生多年从事教学工作，并长期担任中医内科学、伤寒、温病教研室主任，在人才的教育培养上提出了许多富有新意的见解。先生的教育理念是"国学根底，少年养成"，要学好中医，必须要有坚实的传统文化基础，对文、史、哲各学科，儒、道、释各流派，都应有充分的了解，并且要从小培养国学兴趣，形成读古籍的习惯。先生主张要熟谙经典，掌握中医的主轴，基本理论、核心学说一定要了如指掌，烂记于胸。先生认为学好中医的关键还在于多临床，没有在临床一线的几十年摸爬滚打，要想成为一个名中医、好中医是不大可能的。当然，学好中医要有广阔的视野、开拓的胸怀，不断学习现代科学技术知识、汲取多学科多方面的知识营养，也是十分必要的。先生的这些观点，对于现代中医的人才培养，仍然具有重要的指导价值。

近一百年来，中国经历了天翻地覆的变化。新中国成立后，中国才真正走上了独立发展的道路。如今，中华民族正在朝着伟大复兴的目标奋勇前进。百年中医亦随着国家的命运，在历经无数坎坷曲折后，迎来了前所未有的发展机遇。

万友生先生诞辰百年，几乎与国家的历史脉动同步，他以八十七年的人生旅行，不仅见证了中医绝处逢生、枯杨生稊的沧桑之变，更以其好学深思、躬身实践、励精图强的大家风范，为中医的传承、发展做出了卓越的贡献。今天，我们纪念万友生先生的百年诞辰，编纂出版《万友生医学丛书》，总结他的学术思想和临床经验，颂扬他的道德风格和人文情怀，根本的目的就是为了更好地学习万友生先生热爱中医、献身中医、敬业创新的科学探索精神和高尚的思想情操，探讨分析名老中医的成才规律，继承名老中医的优良传统，创新中医思想理论，发展中医诊疗技术，提高中医健康服务能力和服务水平，促进中医药事业的繁荣发展。

江西中医药大学教授　蒋力生
2016 年 8 月

编写说明

  今年是万友生先生诞辰百年，为了弘扬名老中医的道德精神，传承名老中医的学术经验，我们编纂了这部《万友生医学丛书》，以缅怀、纪念万友生先生的卓越贡献。

  《万友生医学丛书》收入万友生先生编撰的中医学著作11种，其中6种已公开刊行，5种是未刊本。按照内容，可以分为以下几类：

  一是研究《伤寒论》的著作，共4种。20世纪30年代撰就的未刊稿《太阳病提要》，是先生青年时期学习《伤寒论》的心得之作；60年代编写的教材《伤寒论讲义》(《万讲伤寒论》)和《伤寒论方证医案选》，虽为函授学生所设，然已基本体现先生研究《伤寒论》的思路和体系；80年代先生出版《伤寒知要》，表明先生伤寒之学已经由博返约，达到了新的境界。此次关于《伤寒论》四书结集出版，时间跨度近半个世纪，一方面反映出万友生先生持之以恒、锲而不舍的治学精神，一方面也展示了先生由浅入深、登堂探奥以及推陈出新的治学成果。尤其是发皇古义、揭橥新知，所在皆是，足可让人发聩，为人指迷。

二是研究热病之作，凡2种，即《万氏热病学》和《寒温统一论》。万友生先生虽以研究《伤寒论》享誉盛名，然对温病的研究，其功力绝不在伤寒研究之下。他溯流探源，全面系统地考察伤寒、温病的内在联系，勘破其中的奥秘真谛，从而倡导寒温统一的热病学体系。这两本著作不仅集中记录了万友生先生寒温统一论提出的学术研究历程，也为现代条件下中医理论创新提供了标格典范。

三是临床经验之作，共3种，即《诸病证治提要表》《万友生医案选》《万友生医论选》。前一种是未刊稿，反映了万友生先生青年时代的证治分类思想。后两种是万友生先生七十年临证经验的总结和理论认识，对现代中医有着重要的指导价值。

四是临床用药分类之作，凡2种，即《药选》和《药物分类提要》。这也是未刊著作，系万友生先生年轻时应诊的肘后用药手册，对于掌握临床常用中药有执简驭繁的作用。

以上11种著作，无论是已刊本，还是未刊稿，悉遵原书，保存原貌，只对个别明显的错误做了订正。有些著作因内容较少，不足以成册，则两书合并成册或附于另书之后。

本丛书在编写过程中，得到了广州中医药大学教授、国医大师邓铁涛先生的大力支持，得到了江西中医药大学蒋力生教授的无私帮助，并作序褒赞；刘建、吴枢、李玮、叶楠、赵钢、张慧芳、秦宗全、韩山华、王惠玲、方柔几、吴敏、蓝丽莉、愿莲生、孙秀侠、夏凤、刘晓玉、胡途、黄圣毅、冯楚君、高丽花、杨小凤等同志在书稿扫描、录入和校对等方面做了诸多工作；特别是深圳万众国医馆万友生学术流派传承基地的同仁给予了大力支持，在此一并谢忱！

《万友生医学丛书》编委会

2016 年 8 月

《伤寒知要》序

　　疾病虽有外感和内伤之分，但因外感容易造成内伤，内伤容易招致外感，它们之间是既有区别又有联系，既可分而又难分的。我国远在东汉时期，张仲景就以其卓越的天才，"勤求古训，博采众方"，著成《伤寒杂病论》，创造性地把外感伤寒和内伤杂病合而论之，形成了一整套理法方药具备的三阳三阴辨证论治体系。但这部光辉的古医经典传至后世，却分编之为《伤寒论》和《金匮要略》，前者乃主论外感伤寒，后者乃主论内伤杂病。唯虽分之为二，仍未免藕断丝连，仅就《伤寒论》而言，它虽然是以论述外感伤寒为主，其实包含着不少的内伤杂病，它的理法方药既适用于外感病，也适用于内伤病，显然仍然具有伤寒和杂病合论的本色。我久嗜仲景书，深自惭愚钝，长期未得要领。近三十年来从事《伤寒论》教学工作，通过反复的理论探讨和临床验证，直至晚年才似知其要，然犹未敢自信。今不自揣其浅陋，写成《伤寒知要》一书，以就正于贤达，倘能有所裨益于后之学者，则幸甚矣。

　　这里须先说明的是：

　　一、本书内容以《伤寒论》三百九十七条和一百一十三方为范围，并扼要阐述其太阳病、阳明病、少阳病、太阴病、少阴病、厥阴病证治。所引条文及其序号，悉遵全国中医学院试用教材重订本《伤寒论讲义》。

二、本书在理论阐述过程中，为了弥补《伤寒论》的某些缺陷，适当地引用了一些温病学说以充实之，尤其对所谓"千古疑案"的伤寒厥阴病做了较多的补充，以期相得益彰，并寓有伤寒和温病必须统一之意。

三、本书所载自己的一些临床治验体会，虽尚难全面地反映《伤寒论》三阳三阴辨证论治体系的理法方药，却大致地体现了张仲景伤寒与杂病合论的精神，并寓有外感和内伤必须统一之意。

四、本书方药用量，为了保持原貌，悉仍旧制，以免失真。但仲景原方用量大，临床时，可因时因地因人不同，并结合自己的经验，灵活掌握，不必拘执。

万友生

辛酉年九月二十一日

目　录

理论探讨

伤寒总论·····························3

一、伤寒的病因病机 ············· 3

二、伤寒三阳三阴的实质 ······· 12

三、伤寒三阳三阴辨证论治与八纲八法 ······· 21

四、伤寒传经与直中 ············· 28

伤寒各论·····························32

一、太阳病证治 ·················· 32

二、阳明病证治 ·················· 59

三、少阳病证治 ·················· 79

四、太阴病证治 ·················· 86

五、少阴病证治 …………………………………… 93

六、厥阴病证治 …………………………………… 107

临床验证

一、感冒 …………………………………………… 129

二、咳喘胸痛 ……………………………………… 132

三、心悸闷痛 ……………………………………… 152

四、失眠 …………………………………………… 156

五、腹痛泄泻 ……………………………………… 162

六、噫气痞满 ……………………………………… 165

七、胁痛 …………………………………………… 169

八、眩晕头痛 ……………………………………… 176

九、麻痹震颤 ……………………………………… 187

十、黄疸 …………………………………………… 193

十一、痢疾 ………………………………………… 199

十二、水肿 ………………………………………… 200

十三、腰痛 ………………………………………… 206

理论探讨

伤寒总论

一、伤寒的病因病机

《伤寒论》虽以"伤寒"二字名其书，但其中不仅论及伤寒，而且论及中风、温病、风温、风湿、痉、湿、暍病等，可见它是包括六淫疾病在内的。因此，讨论伤寒的病因病机，也就应该包括六淫。

一般认为，六气为正，人赖以生；六淫为邪，人因以病。从《素问·天元纪大论》所谓"寒暑燥湿风火，天之阴阳也"；"厥阴之上，风气主之；少阴之上，热气主之；太阴之上，湿气主之；少阳之上，相火主之；阳明之上，燥气主之；太阳之上，寒气主之"和《素问·阴阳应象大论》所谓"天有四时五行，以生长收藏，以生寒暑燥湿风（即春木风、夏火暑、长夏土湿、秋金燥、冬水寒的外五气），人有五脏化五气（即肝木风、心火热、脾土湿、肺金燥，肾水寒的内五气）"来看，不仅可以看出六气（淫）有内外之分，还可看出六气（淫）应该归纳为风、热（暑、火）、湿、燥、寒五气（淫），并从而形成一个内外相应的体系。必须指出，六淫学说不仅具有病因意义，而且具有病机意义，必须综合起来看，才能全面地理解它。就六淫病因意义而言，如外感风寒邪气所致的风寒感冒和外感风湿邪气所致的风湿痹证等是其例；就六淫病机意义而言，如《素问·至真要大论》所谓"诸风掉眩，皆属于肝""诸寒收引，皆属于肾""诸湿肿满，皆属于脾"等是其例。一般来说，外六淫是外感病的病因，内六淫是内伤病的病因，但由于六气（淫）的内外相应，外感容易造成内伤，内伤容易招致外感，因而二者是既有区分，又是互相影响的。也正因此，在讨论伤寒的病因病机时，只有把外六淫和内六淫密切地结合起来，才能够深刻地理解它。

（一）外六淫与疫病

外六淫即天地间不正常的风、暑（火）、湿、燥、寒。疫疠即天地间的"毒气"。从《素问·天元纪大论》所谓"天有五行御五位，以生寒暑燥湿风"和"刺法论"所谓"五疫之至，皆相染易，无问大小，病状相似"的木、火、土、金、水五疫（疠）"毒气"来看，可见外六淫的风、暑（火）、湿、燥、寒和木、火、土、金、水五疫（疠）"毒气"，是既有区别，又有联系的。也正因此，前人在论述外六淫为病时常常包括疫疠在内，如张仲景在《伤寒杂病论》自序中指出："余宗族素多，向余二百，建安纪年以来，犹未十稔，其死亡者三分有二，伤寒十居其七。"如果不是疫疠为病，其死亡率是不可能这样高的。故王叔和在《伤寒例》中说到："一岁之中，长幼之病多相似者，此则时行之气也。""天气暴寒者，皆为时行寒疫也。"又如吴鞠通在《温病条辨》上焦篇首先提出的九种温病中，就包括温疫在内。可见他们所说的外六淫为病都是包括疫疠在内而言的。同样，在论述疫疠为病时，又常常包括外六淫在内。如吴又可《温疫论》所论之疫，虽然他说温疫"非风非寒非暑非湿"，但从其所创立的达原饮证治来看，显属湿热之疫；余师愚《疫病篇》所论之疫，从其所创立的清瘟败毒饮证治来看，显属暑燥之疫，可见他们所说的疫疠为病都是包括外六淫在内而言的。因此，我们不可简单地认为中医所谓外六淫仅仅是指自然界气候变化的条件性因素，而应该看到它是包括疫疠"毒气"，亦即西医所谓病原微生物等在内而言的。

（二）内六淫与体质

内六淫即人体内脏腑阴阳失调所产生的风、热（火）、湿、燥、寒。《素问·阴阳应象大论》所谓"人有五脏化五气"，在正常情况下则为生理的五气，在反常情况下则为病理的五淫。如肝虚则生内风，脾虚则生内湿，脏腑阴盛或阳虚则生内寒，脏腑阳盛或阴虚则生内热（内燥、内火）等。内六淫大多形成于后天，但也有来源于先天的，这就和体质有关。体质即人体素禀，如《灵枢》所谓阴、阳态和木、火、土、金、水形等。在这些阴阳五行的形态中，除"阴阳和平"之人无任何异常反应外，其余阴态、阳态、木形、火形、土形、金形、水形之人都有一定的异常反应。如阳盛或阴虚的则生内热（包括风、火、燥象，即一般所谓阳脏、热体之人），而易现或实或虚的热证；阴盛或阳虚的则生内寒（包括寒、湿象，即一般所谓阴脏、寒体之人），而易现或实或虚的寒证；若此一脏腑阳盛或阴虚生热，而彼一脏腑阴盛或阳虚生寒，则易现或实或虚的寒热错杂证。因此，异常体质的内在因素，也未尝不可纳入内六淫的范畴。虽然内六淫多形成于后天，体质多形成于先天（可在后天条件下改变），但由于二者常常互相影响而密切相关，因而它们是既可分而又难分的。由于内六淫与体质因素或多或少地存在于人体内，因而常给外六淫与疫疠为病造成复杂的局面。这就是《伤寒论》虽以论述外感病为主，但其中又存在有内伤病的原因所在。又六淫虽有内外之分，但其病理特性（如风性动摇，热性丰隆，湿性濡缓，燥性干涩，寒性收引等）则一。因此，内外六淫所致的疾病，都是按照寒热虚实辨证和温清补泻论治的，它们在选方择药上虽有不同之处，但在一定程度上是可以相通的。

（三）伏邪

无论外六淫疫疠因素或内六淫体质因素，当其潜伏在人体内而尚未达到发病程度时，就都可以称之为伏邪（或伏气）。因此，伏邪有内、外因之分，即：

外因伏邪：指外六淫疫疠因素潜伏于人体内者而言。如刘吉人《伏邪新书》说："感六淫而即发病者，轻者谓之伤，重者谓之中。感六淫而不即发病，过后方发者，总谓之曰伏邪；已发而治不得法，病情隐伏，亦谓之曰伏邪；有初感治不得法，正气内伤，邪气内陷，暂时假愈，后仍复发者，亦谓之曰伏邪；有已发治愈，而未能尽除病根，遗邪内伏，后又复发，亦谓之曰伏邪。夫伏邪有伏燥，有伏风，有伏湿，有伏暑，有伏热。"今天看来，属于自然界气候变化的外六淫虽不可能侵入人体内成为伏邪，但属于病原生物的疫疠之邪则是可以潜伏人体内成为伏邪的。而中医所谓具有木（风）、火（热）、土（湿）、金（燥）、水（寒）特性的五疫（疠）之邪则是和外六淫密切相关的。

内因伏邪：指内六淫体质因素潜伏于人体内者而言。如陈修园说："人之形有厚薄，气有盛衰，脏有寒热，所受之邪，每从其人之脏气而为寒化热化。今试譬之以酒……阳脏之人过饮之，不觉其寒，但觉其热，热性迅发，则吐血面疮诸热证作矣；阴脏之人过饮之，不觉其热，但觉其寒，寒性凝敛，则停饮腹胀泄泻诸寒证作矣。"吴又可更具体地说："邪之着人，如饮酒然。凡人醉酒，脉必洪而数，气高身热，面目皆赤，乃其常也。及言其变，各有不同，有醉后妄言妄动，醒后全然不知者；有虽沉醉而神思终不乱者；有醉后应面赤而反刮白者；应痿弱而反刚强者；应壮热而反恶寒战栗者；有易醉易醒者；有难醉而难醒者；有发呼欠喷嚏者；有头眩眼花及头痛者。因其气血虚实之不同，脏腑禀赋之各异，更兼过饮少饮之别，考其情状，各不相同，至于醉酒则一也，及醒时，诸态如失。凡受疫邪……因其气血虚实之不同，脏腑禀赋之有异，更兼感重感轻之别，考其证候各有不同，至论受邪则一也，及邪尽，诸证如失。"由此可见，人体之所以受邪相同而现证不同，就是因为人体潜伏有内六淫体质因素的缘故，而这也就足以表明内六淫体质因素在外六淫疫疠因素所致的外感病中是占有重要地位的。

前人较多地在温病中谈伏邪，而在伤寒中谈伏邪的较少。其实伏邪是客观存在而不容否认的。它不仅存在于温病中，也存在于伤寒中。故王叔和在《伤寒例》中说到："中而即病者，名曰伤寒；不即病者，寒毒藏于肌肤，至春变为温病，至夏变为暑病。""伏寒变为温病。"并在《平脉法》中更明确地指出："伏气之病，以意候之，今月之内，欲有伏气，假令旧有伏气，当须脉之，若脉微弱者，当喉中痛似伤，非喉痹也，病人云，实咽中痛，虽尔，今复欲下利。"因此，我们决不可由于前人谈外因伏邪的多，谈内因伏邪的少，谈温病伏邪的多，谈伤寒伏邪的少，而有所偏废。

（四）从内外因结合看伤寒的发生和发展

伤寒疾病的发生和发展，都是外因作用于内因，引起邪正相争，导致阴阳失调的结果。

先从伤寒疾病的发生来看，例如：

（1）同一伤寒发病，为什么有的病"发于阳"而现"发热恶寒"，有的病"发于阴"而现"无热恶寒"？这显然是由相同的外因作用于不同的内因所致。即：病人内因阳盛（如阳脏之人），伤寒外邪入侵，体内正阳奋起抗邪的，则必"发热恶寒"（寒邪外束故恶寒，正阳亢进故发热）；病人内因阴盛（如阴脏之人），伤寒外邪入侵，体内正阳无力奋起抗邪的，则必"无热恶寒"（寒邪外束故恶寒，正阳衰退故无热）。

（2）同一风寒侵犯太阳发病，为什么有的呈现发热、恶风寒、汗出、脉浮缓弱的表寒虚证，有的呈现发热、恶风寒、无汗、脉浮紧的表寒实证？这也显然是由于外因相同而内因不同所致。即：病人素体卫气较强，偶感风寒，邪气犯表，卫阳被遏，营阴不畅的，则现太阳表寒实证，宜用麻黄汤泄卫畅营以祛风寒；病人素体卫气较弱，易感风寒，邪气在表，卫阳不固，营阴失守的，则现太阳表寒虚证，宜用桂枝汤扶卫敛营以祛风寒。

（3）同一太阳伤寒发病，为什么有的但见如上所述的表寒虚实证，而有的则现表里寒热虚实相兼证？这显然是由不同内在因素来决定的。如"太阳中风，脉浮紧，发热恶寒，身疼痛，不汗出而烦躁者，大青龙汤主之"（38），就是因为新感风寒在表引动在里的伏热所致；"伤寒心下有水气，咳而微喘，发热不渴……小青龙汤主之"（41），就是因为新感风寒在表引动在里的伏饮所致；"病发热头痛，脉反沉，若不差，身体疼痛，当救其里，宜四逆汤"（94），就是因为其人素体少阴阳虚伏寒，当太阳新寒在表时，少阴伏寒即内应，故虽现有发热头身疼痛的太阳表寒证，但其脉则应浮不浮，反而出现脉沉的少阴里寒证，由于表证脉沉，多日不瘥，里虚已甚，故当急用四逆汤以救其里。这里还应与"少阴病，始得之，反发热，脉沉者，麻黄细辛附子汤主之"（301）和"少阴病，脉沉者，急温之，宜四逆汤"（323）合参。

再从伤寒疾病的发展来看，例如：

（1）同一太阳病，为什么有的传经，而有的则不传经？这显然是由有无伏邪来决定的。即其人患太阳病，表虽病而里则和，并无伏邪内蕴的，必不致由表入里而传入他经。如其人患太阳病，表既病而里又不和，并有伏邪内蕴的，则必致由表入里而传入他经。这就是为什么"伤寒一日，太阳受之，脉若静者，为不传；颇欲吐，若躁烦，脉数急者，为传也"（4）的理由所在。

（2）同一太阳病传经，为什么有的传入阳明或少阳，而有的则传入太阴或少阴或厥阴？这也显然是由不同的内在因素来决定的。如"问曰：何缘得阳明病？答曰：太阳病，若发汗，若下，若利小便，此亡津液，胃中干燥，因转属阳明；不更衣内实，大便难者，此名阳明也"（186），本条太阳病之所以转属阳明，并不能完全责之于药误，而是因为阳明里有伏热所致。从其病在太阳之表而杂投以汗、下、利小便等法来看，可见其病起即现有表里相兼之证。也正因此，医者才有可能或见其表寒而发汗，或见其里热而通利二便，由此而致耗伤了津液，促进了燥化，只是问题的一个方面。更重要的另一个方面，则是阳明里有伏热，即当新邪在太阳时，便有阳明伏邪内应，其病由太阳传阳明，已成必然趋势，只是由于治不得法而加速其进程罢了。如其阳明并无伏邪，则其太阳病是不大可能传入阳明的。又如"本太阳病不解，转入少阳者，胁下硬满，干呕不能食，往来寒热"（267），其太阳病之所以未经误治而自然转入少阳，由太阳表寒证传变为少阳半表半里寒热错杂证，更显然是因太阳新感引动少阳伏邪所致。如其少阳并无伏邪，则其太阳病也是无由传变为少阳病的。又如"太阳病，外证未除，而数下之，遂协热而利，利下不止，心下痞硬，表里不解者，桂枝人参汤主之"（168），本条太阳病之所以陷入太阴而现下利不止、心下痞硬的里寒虚证，乍看似可完全责之于药误，但如细加玩味，则不难想见其太阳病外证未除时，必有似乎可下之内证（如腹满）存在，才有可能造成误下，否则医者是决不会平白无故地议下的。正因病起即属太阳与太阴同病，由于医者辨证不细，误认太阴内证为阳明内证而误下之，以致生此剧变。这就不仅要看到它的药误方面，而且要看到它的内因方面。本条还应与"太阴之为病，腹满而吐，食不下，自利益甚，时腹自痛。若下之，必胸下结硬"（273）合看，并从中认识太阴病腹满误下是可以发展成为心下痞硬的。又如"太阳病发汗，汗出不解，其人仍发热，心下悸，头眩，身𥆧动，振振欲擗地者，真武汤主之"（84），其太阳病发汗之所以会出现悸眩𥆧振等少阴亡阳重证，如其素体没有少阴阳虚的内因存在，光是太阳表病误汗，一般是不会引起如此剧变的。这可与下文所述误服大青龙汤引起"厥逆筋惕肉𥆧"变证合参，都应把药误和内因结合起来看，始称全面。又如"太阳病，发热而渴，不恶寒者，为温病。若发汗已，身灼热者，名风温。风温为病，脉阴阳俱浮，自汗出，身重，多眠睡，鼻息必鼾，语言难出。若被下者，小便不利，直视失溲；若被火者，微发黄色，剧则如惊痫时瘛疭；若火熏之，一逆尚引日，再逆促命期"（6），本条基本上提示了太阳病由表入里，亦即后世所谓卫气营血的发展过程。如所谓"太阳病，发热而渴，不恶寒者，为温病"和"风温为病，脉阴阳俱浮，自汗出"，即指病在卫分的表热证而言；所谓"若发汗已，身灼热者"，即指病入气分，和"多眠睡"，汗后所发生的不同变证，是由不同的内在因素来决定的。再就太阳病误治法不同而变证相同者来说，如太阳病"发汗后，不可更行桂枝汤，汗出而喘，无大热者，可与麻黄杏仁甘草石膏汤"（63）和"下后，不可更行桂枝汤，若汗出而喘，无大热者，可与麻黄杏子甘草石膏汤"（167）是其例。汗和下是两种截然不同的治法，误施之于太阳病，按理说应该引起不同的变证，其所以会发生上述相同的变证，是因肺有伏热所致。即当太阳新感风寒时，便有肺中伏热内应，本已势在必发，此时医者或但见其表寒而发汗，或但见其里热而攻下，都不得法，故其病不为解，仍然按其自身规律向前发展，以致出现身热汗出而喘的麻杏甘石汤证，这在临床上所碰到的表（太阳、卫分）寒里（肺、气分）热证（如急性肺炎）中是不乏其例的。本证是因肺中伏热为太阳新寒引发所致，病在上焦肺卫气分，即卫分表寒轻而气分里热重之候，故其方以清透气分里热为主。由此可见，上述太阳病误汗或下后所发生的同一变证，是由相同的内在因素来决定的。

二、伤寒三阳三阴的实质

《伤寒论》太阳、阳明、少阳、太阴、少阴、厥阴的实质，是建立在经络脏腑及其气化基础上的。这里分别从其经络、脏腑、气化三者加以讨论。

（一）三阳三阴的经络问题

从《伤寒论》中的经络病象如太阳病头项背腰强痛和少阳病目眩耳聋、胸胁满痛以及厥阴病巅顶头痛等来看，必须肯定其三阳三阴是与经络有关的。但又应该承认，三阳三阴病篇的经络病象反应不够普遍，而且有些主要临床表现如恶寒发热、往来寒热、但热不寒和但寒不热等，并非经络所能解释。因而它和《素问·热论》所说的三阳三阴热病都以经络病象为主者相比，确实是有所不同的。正因如此，才有人认为，《素问·热论》是针灸家言，故以经络为主，并在"热论"之后即继之以"刺热"；《伤寒论》是汤液家言，故备载一百一十三方，而很少用到针灸，可见《伤寒论》的六经并非经络之经。但我认为，说《伤寒论》之六经并非全指经络，其六经辨证并非单指经络辨证则可，说《伤寒论》之六经及其六经辨证完全与经络无关则不可。因为《伤寒论》的三阳三阴确实是在经络脏腑的物质基础上论证其气化活动的，而其气化活动，则是以脏腑为根源，并以经络为通道的。所以它必须包括经络、脏腑、气化在内，而且是三者缺一不可的。我们既要注意经络形态上的病变反应，更要重视经络功能上的气化活动，并把它结合到荣卫气行等理论来研究。前人认为，《伤寒论》中的传经有正传和邪传之别。正传是正气由里出表，邪传是邪气由表入里。如"太阳病，头痛至七日以上自愈者，以行其经尽故也"（8）和三阳三阴的"欲解时"（9）（198）（272）（275）（291）（328）等就应从正传来理解；又如"伤寒一日，太阳受之"（4）和"伤寒二三日，阳明少阳证不见者，为不传也"（5）以及"伤寒三日，三阳为尽，三阴当受邪"（270）等，就应从邪传来理解。虽然邪传有证候为凭借而人多信之，正传尚无形可捉摸而人多疑之，但正气出入表里的营卫气行情况，《黄帝内经》言之甚详，目前尚在探索中（如《黄帝内经》中的"生物钟"思想）。因此我们对待前人所谓正传之说，应取慎重态度，不可妄加否定。必须指出的是，经络学说并非针灸家所专有，而是各科医家的共同财富，更是祖国医学的精华之一。张仲景继承《内》《难》两经之说而著称《伤寒杂病论》，岂能弃精取粗，使其三阳三阴的理论成为无源之水、无本之木？还须进一步指出的是，一般所谓伤寒六经辨证论治的六经，其精神实质显然是包括经络脏腑及其气化在内的。我们不应再表面文字上拘执，认为六经就只是指手足三阳三阴经脉而言，甚至指责它不符合《伤寒论》的内容实际。必须正确理解，张仲景之所以不提辨三阳三阴经病脉证并治，而提辨三阳三阴病脉证并治，是因三阳三阴包括经络脏腑及其气化而言，并非排斥经络。后人为了区别于三焦、卫气营血等辨证纲领而称《伤寒论》的辨证纲领为六经，虽有不够全面之处，但亦未可以辞害意。

（二）三阳三阴的脏腑问题

在《伤寒论》辨三阳三阴病脉证并治中，充满着脏腑学说的内容，如太阳膀胱蓄水的少腹满、小便不利，宜渗以五苓散；阳明胃家燥热的大渴引饮，宜清以白虎汤；少阳胆火上炎的口苦咽干目眩，宜清以黄芩汤；太阴脾脏虚寒的吐利不渴、食不下、腹满时痛，宜温以理中汤；少阴心肾虚寒的脉微细、但欲寐、小便色白，宜温以四逆汤；厥阴肝脏虚寒的头痛、干呕、吐涎沫，宜温以吴茱萸汤等，其例是不胜枚举的。因此，持伤寒六经非经络论者认为，这才是汤液家的中心思想，也才是三阳三阴的真正实质所在。但是必须指出，三阳三阴的脏腑是与经络密切相关的，这可以从太阳病少腹硬满、小便自利的蓄血是"以太阳随经瘀热在里故也"（128）的由经入腑等条文中看得出来。因此我们在讨论三阳三阴的实质时，决不可存脏腑而废经络。又有人认为，以《素问·热论》为依据的《伤寒论》三阳三阴病只在足经脏腑，而不在手经脏腑，并以其六条提纲为证明。其实这种认识也是不全面的。例如，抵当汤所主治的少腹硬满、小便自利，也可以说是病在手太阳小肠；小柴胡汤所主治的邪入腠理的往来寒热，也可以说是病在手少阳三焦；小青龙汤所主治的咳喘，也可以说是病在手太阴肺；黄连阿胶汤所主治的心中烦不得卧，就是病在手少阴心；太阳温病由表入里，而致神昏嗜睡、语言难出（6），也可以说是病陷手厥阴心包络。可见《伤寒论》所论六经脏腑并不局限于《素问·热论》，而是比较全面的。因此，我们在讨论三阳三阴的实质时，也绝不可存足经脏腑而废手经脏腑。

（三）三阳三阴的气化问题

三阳三阴的气化理论，可以说是《伤寒论》的灵魂，如果离开了它，就会变成一部僵硬的教条。因此，我们必须十分重视它，绝不可离开气化理论来谈三阳三阴，而把它看作只是疾病或证候的分类、部位或阶段的划分，尽管它确实具有这样的含义，但这只有落实在经络脏腑尤其是气化的基础上才有意义。例如：

从疾病分类来看：伤寒疾病多种多样，仲景以三阳三阴概括之，称之为太阳病、阳明病、少阳病、太阴病、少阴病、厥阴病。这虽然可以说是一种疾病分类法，但他之所以要这样分类的理论基础，就是建立在经络脏腑及其气化上的。例如，他为什么说"太阳之为病，脉浮，头项强痛而恶寒"（1）？就是因为"头项强痛"是太阳"经"之为病，而其"恶寒""脉浮"则是太阳"气"之为病的缘故。如果没有这样的理论基础，就不可能产生这样的条文。又如果不这样去理解太阳病，那么，这个太阳病也就徒有其名而无理论意义了。

从证候分类来看：伤寒疾病的证候纷繁复杂，仲景以表里寒热虚实概括之。例如"脉浮者，病在表"（51）；"脉沉而喘满，沉为在里"（223）；"发汗后，恶寒者，虚故也；不恶寒，但热者，实也"（70）；"热结在里……大渴，舌上干燥而烦"（173）；"自利不渴者……以其脏有寒故也"（277），等等。但这种证候分类的理论基础，也是建立在三阳三阴的经络脏腑及其气化上的。试以太阳病表寒虚实证治为例来说明。

"太阳之为病，脉浮，头项强痛而恶寒。"（1）

"太阳病，发热，汗出，恶风，脉缓者，名为中风。"（2）

"太阳病，或已发热，或未发热，必恶寒，体痛，呕逆，脉阴阳俱紧者，名为伤寒。"（3）

"太阳中风，阳浮而阴弱，阳浮者热自发，阴弱者汗自出，啬啬恶寒，淅淅恶风，翕翕发热，鼻鸣干呕者，桂枝汤主之。"（12）

"太阳病，头痛发热，身疼腰痛，骨节疼痛，恶风，无汗而喘者，麻黄汤主之。"（35）

为什么太阳病会出现这些表寒虚实证候？就是因为：①太阳经脉从头下项夹脊抵腰，由于风寒邪气收引，太阳经气不通，而现头项强痛、腰痛（并由局部影响整体而现身体骨节疼痛）等症。②太阳主皮肤（膀胱外应毫毛），统荣卫（《素问·热论》："巨阳者，诸阳之属也。"王冰注："巨，太也。太阳之气，经络气血荣卫于身，故诸阳气皆所宗属。"），由于风寒邪气犯表，荣卫失调（或为卫阳被遏，荣阴受阻；或为卫阳不固，荣阴失守），而现恶风寒、发热、无汗，或汗出、脉浮或紧或缓弱等症。③肺合皮毛，主气属卫，由于风寒邪犯太阳，荣卫失调，导致肺气失宣，而现鼻鸣无汗而喘等症。④胃为卫之本，由于风寒犯表，卫气不和，以致胃气不和，而现呕逆等症。如果离开这些气化理论，而笼统抽象地称之为太阳病"症候群"或"证候类型"，或者满足于但凭麻黄汤证和桂枝汤证的适应证就可以在临床上治好病，或者浮泛在表寒虚实的辨证总纲上而不求甚解，那也就徒有其名而无理论意义了。

从病变部位来看：伤寒病变部位很多，仲景以三阳三阴的表、半表半里、里概括之。如太阳为表，少阳为半表半里，阳明、太阴、少阴、厥阴为里（这种表里是相对的，而非绝对的。如太阳为表，表之中又有里；少阳为半表半里，半表半里之中又有偏表、偏里；阳明、太阴、少阴、厥阴为里，里之中又有表）等。这种病变部位的划分，只有从三阳三阴的经络脏腑尤其是气化来理解才有意义。必须指出，表里不仅含有病位的意义，而且含有病机的意义。例如：

太阳主表，不仅要从太阳经脉从头下项夹脊抵腰至足来看，更要从太阳主皮肤、统卫气来看。太阳为什么会主皮肤而统卫气？是因太阳膀胱外应毫毛，而卫气是维护体表、防御外邪的，《素问·热论》所谓太阳"为诸阳主气"，主要就是指统摄卫外的阳气而言，所以《伤寒论》指出太阳病为"卫气不和"。正由于太阳主皮肤而统卫气，故伤寒邪从毛窍而入太阳，不仅出现太阳经气不通的头项背腰强痛等局部证候，更重要的是出现卫气失常的恶寒发热无汗或汗出脉浮等全身证候，因为后者更是太阳病在表的主要临床表现。即：风寒邪气犯表，卫阳郁而不伸，则恶寒；卫阳为邪气所郁遏而奋起向外抗拒邪气，则发热、脉浮；如其卫气实而被遏，荣阴为之阻滞，则为无汗、脉浮紧，而宜用麻黄汤泄卫畅荣以发散风寒；如其卫气虚而不固，荣阴因而失守，则必汗出、脉浮缓弱，而宜用桂枝汤扶卫敛荣以发散风寒。这就是太阳主表的基本含义。

少阳主半表半里，主要应从少阳主腠理而司表里开合之枢来理解。少阳为什么会主腠理而司表里开合之枢？《黄帝内经》指出"三焦、膀胱者，腠理、毫毛其应"，这就是说，太阳膀胱外应毫毛，而少阳三焦则外应腠理。又说，太阳为开，阳明为合，少阳为枢，这也可以说是太阳为开主表，阳明为合主里，少阳为枢主半表半里。因此，《伤寒杂病论》也就明确地指出："腠者，是三焦通会元真之处，为血气所注"（《金匮要略》）；"血弱气尽，腠理开，邪气因入，与正气相搏，结于胁下，正邪分争，往来寒热，休作有时……小柴胡汤主之"（《伤寒论》）。正由于少阳主腠理而司表里开合之枢，位于半表半里，故邪入少阳腠理，正邪分争其处，时而出阳，时而入阴，因而出现往来寒热、胸胁满痛等少阳经腑之气不舒之症，宜用小柴胡汤以和解之。这就是少阳主半表半里的基本含义。

阳明主里，主要应从阳明主肌肉而属胃之燥土和大肠之燥金来理解。伤寒病入阳明，由于燥热亢盛于胃肠，熏蒸于肌肉，故现但热不寒、汗出恶热、大渴引饮、腹胀满痛不大便等症，而宜清以白虎汤或下以承气汤。这就是阳明主里的基本含义。

即此可见，伤寒疾病的表里（半表半里）虽然是指病位而言，但其中又包含着病机的意义在内。而且就其病在太阳表的恶寒发热和病在少阳半表半里的往来寒热以及病在阳明里的但热不寒等全身证候来说，只有用经络脏腑的气化理论才能说明。

从病程阶段来看：在伤寒疾病发生和发展过程中，确实是有其阶段性的。如《素问·热论》所谓一日太阳、二日阳明、三日少阳、四日太阴、五日少阴、六日厥阴等，即其例证。但从《伤寒论》所谓"伤寒一日，太阳受之"和"伤寒二三日，阳明少阳证不见者，为不传也"以及"伤寒三日，三阳为尽，三阴当受邪，其人反能食而不呕，此为三阴不受邪也"来看，可见《伤寒论》在病程阶段上是发展了上述《素问·热论》之说的。即伤寒病程虽有其阶段性，但又不可拘执，必须依据临床现证而定。这里仅就伤寒疾病发生和发展的一般规律的病程阶段来谈谈三阳三阴经络脏腑的气化理论：

一般来说，伤寒疾病的发生和发展是从表入里、由阳入阴的。即先从太阳开始，然后由太阳传入阳明或少阳以至太阴、少阴、厥阴。伤寒疾病发生的最初阶段之所以多从太阳表寒证开始，是因太阳主皮肤而统卫气，为诸经之藩篱。伤寒邪从皮毛而入，首当其冲的就是太阳之表的缘故。所以有"伤寒一日，太阳受之"之说。至其发展之所以或传阳明而现里热证，或传少阳而现半表半里寒热错杂证，或传三阴而现里寒证，则是根据病人的内外因来决定的，并不一定按照上述《素问·热论》的先后次序传变。但大体上前期多在三阳，后期多入三阴。这是因为，前期邪与正俱盛，正阳奋起抗邪，故三阳病多发热。

初起病在太阳，由于风寒邪遏卫阳而现发热恶寒等表寒证，治宜麻黄汤等以汗之。如其表病而里和的，则可一汗而解；如其表病而里不和的，则必因新邪在表，引动里之伏邪，而传经入里。从伤寒热病来说，前期多传阳明或少阳，即：阳明阳盛伏热的，则传阳明而现但热不寒等里热证，治宜白虎汤或承气汤以清下之；少阳阳盛伏热的，则传少阳而现半表半里寒热错杂证，治宜小柴胡汤以和解之。由于病在三阳，正气抗邪有力，多现实证，故其治法以汗、清、下、和祛邪为主。若三阳病失治或误治，邪气不解，正气受伤，则必由阳入阴，而多现三阴里寒虚证。至其由阳入阴之所以多先出现太阴病里寒虚证者，从"伤寒三日，三阳为尽，三阴当受邪，其人反能食而不呕，此为三阴不受邪也"（270）和"太阴为病，脉弱……以其人胃气弱易动故也"（280）来看，可见伤寒疾病是否由阳入阴的关键在于胃气的强弱。柯琴所谓"胃为三阴之外蔽"，即是说，胃气强而能屏障三阴的，则三阴不受邪（上文所谓"其人反能食而不呕，此为三阴不受邪也"，即胃气强之意）；胃气弱而不能屏障三阴的，则三阴必受邪。由于胃与脾相为表里，所以在其由阳入阴时多先传至太阴，而现但寒不热的吐利不渴、食不下、腹满时痛等里寒虚证，治宜理中汤以温之；若太阴病不解而向前发展，则因脾胃土虚导致心肾火衰（心火生胃土，命火生脾土，具有母子关系，土虚则子盗母气而致火衰），而现但寒不热的脉微细、蜷卧欲寐、小便清白等里寒虚证，治宜四逆汤以急温之；若少阴病不解而向前发展到最后阶段，则因乙癸同源（肾之癸水能生肝之乙木，具有母子关系，故可母病及子）而寒并厥阴，出现寒厥昏痉等里寒虚证，虽可用四逆汤合吴茱萸汤等救治，但多归死亡。

三、伤寒三阳三阴辨证论治与八纲八法

（一）伤寒三阳三阴的八纲辨证

《伤寒论》六经病篇贯穿着阴阳表里寒热虚实的八纲辨证，其中并以阴阳为辨证总纲。如太阳病篇指出："病有发热恶寒者，发于阳也；无热恶寒者，发于阴也。"（7）本条不冠以"太阳病"，而冠以"病有"二字，可见是泛指六经病而言。柯韵伯《伤寒论注》列此条于"伤寒总论"之首作为总纲固然是对的，但他从太阳病"或已发热，或未发热"来解释"发于阳"和"发于阴"，则是不够妥当的。我认为本条所谓"发于阳"和"发于阴"之阴阳，是概括六经之三阴三阳而言。所谓"发于阳"，即发于三阳，由于寒邪侵犯三阳，体内阳气亢进，正气抗邪有力，正阳亢进则发热，寒邪收引则恶寒，故"发热恶寒"。属于太阳的多见头项背腰强痛，属于阳明的多见头额眉心连目眶胀痛，属于少阳的多见头角掣痛、昏眩胸胁苦满。所谓"发于阴"，即发于三阴，由于寒邪侵犯三阴，体内阳气衰退，正气抗邪无力，正阳衰退则无热，寒邪收引则恶寒，故"无热恶寒"。属于太阴的多见腹满时痛、吐利不渴、食不下，属于少阴的多见脉微细、但欲寐，属于厥阴的多见寒厥昏痉或少腹痛引入阴筋或巅顶头痛。柯氏把本条和3条"太阳病，或已发热，或未发热"相提并论，认为"已发热"就是发热恶寒的发于阳，"未发热"就是无热恶寒的发于阴。前者尚是，后者则非。

因为"未发热"的"未"字和"无热"的"无"字是不能等同的。太阳伤寒发热的或"已"或"未",是迟早的问题,终久必发热(由于正阳亢进之故);三阴伤寒的"无热",则是始终不发热(由于正阳衰退之故)。柯氏不仅认为3条"未发热"是太阳病发于阴,而且认为188条"不发热而恶寒者"是阳明病发于阴,266条"伤寒,脉弦细"是少阳病发于阴,并强调指出"发阴,指阳证之阴,非指直中于阴",这就未免求深反晦了。至其所谓"三阴之反发热者,便是发于阳",则恰自证其前言之非,因为这正能说明伤寒直中三阴本来是无热的;若三阴伤寒而反见发热,如301条"少阴病,始得之,反发热,脉沉者",则是因为寒中少阴而又外伤太阳之故,由于寒邪直中少阴,故脉沉,由于寒邪外伤太阳,故发热。这里还可以与太阳病篇94条"病发热头痛,脉反沉,若不差,身体疼痛,当救其里,宜四逆汤"对照。太阳伤寒,本来是脉浮的,若反见脉沉,则是因为寒邪外伤太阳而又内中少阴之故。由于寒伤太阳,故发热头身痛;由于寒中少阴,故脉沉。这两条都属变法,显然不应与7条"病有发热恶寒者,发于阳也;无热恶寒者,发于阴也"的常法相提并论。如果常变不分,那就概念不清了。我们只应在正确理解发热恶寒者发于三阳和无热恶寒者发于三阴的常法的同时,注意到也有发热恶寒者发于三阴(如301条)和无(未)热恶寒者发于三阳(如3条)的变法,而不应把它们混淆起来。这就是伤寒六经辨证的阴阳总纲。而在这阴阳总纲下的六经辨证中又无处不体现着表里寒热虚实。总的看来,六经中的三阳病,多见表、热、实证,但也有里、寒、

虚证;六经中的三阴病,多见里、寒、虚证,但也有表、热、实证。例如:

太阳病虽以恶寒发热、头项背腰强痛、脉浮不渴等表寒证为主,其中并分无汗脉紧者属表寒实证和汗出脉缓者属表寒虚证;但又有"发热而渴不恶寒"(6)的表热证和少腹满、小便不利(130)的里寒蓄水证以及少腹硬满、小便自利(128)的里热蓄血证。

阳明病虽以但热不寒"五大一黄"或"痞满燥实坚"等里热实证为主,但又有津气空虚而脉芤(248)和"津液内竭"(235)以及"其脾为约"(249)而大便硬的里热虚证,还有"食谷欲呕"(245)的里寒虚证。

少阳病虽以往来寒热、胸胁满痛痞硬、喜呕、不欲饮食、口苦目眩、耳聋等半表半里寒热虚实错杂证为主,但又常兼太阳而伴有表寒虚证(151)或兼阳明而伴有里热实证(106)。

三阴病虽以但寒不热的里寒虚证为主,其中并分:腹满时痛、吐利不渴、食不下的属太阴里寒虚证,脉微细、但欲寐的属少阴里寒虚证,巅顶头痛或少腹痛引入阴筋或寒厥昏痉的属厥阴里寒虚证;但又有里虚兼表证,还有热化里实证和热化里虚证。

在六经病中,还有表里寒热虚实错杂的合病和并病,如表寒里热实证(38)、表里俱热实证(34)、表里俱寒虚证(168)、表实里虚寒证(301)、表虚里实热证(279)等。

此外,还有表里寒热虚实的疑似证(56)和真假证(11),如果稍有疏忽,必致误诊误治。

（二）伤寒三阳三阴的八法论治

《伤寒论》六经病篇充满着汗、吐、下、和、清、温、消、补八法的论治，例如汗法之用麻黄汤、吐法之用瓜蒂散、下法之用承气汤、和法之用小柴胡汤、清法之用白虎汤、温法之用四逆汤、消法之用小陷胸汤、补法之用炙甘草汤等，其中更为完善的是：

1. 表寒证的汗法

以麻黄汤和桂枝汤为主方。太阳表寒实证用麻黄汤峻汗逐邪，太阳表寒虚证用桂枝汤缓汗养正，这是太阳病表寒证的两大汗法。并因其加减法最多，而能充分适应病情复杂的需要。就麻黄汤加减法而言，如表寒里饮证之用小青龙汤、表寒里热证之用大青龙汤（表寒重而里热轻）或麻杏甘石汤（里热重而表寒轻）等。就桂枝汤加减法而言，如太阳表寒虚而兼阳明里热实证之用桂枝加大黄汤、太阳表寒虚而兼少阳半表半里寒热虚实错杂证之用柴胡桂枝汤、太阳表寒虚而兼太阴里寒虚证之用桂枝人参汤、太阳表寒虚而兼少阴里寒虚证之用桂枝加附子汤、太阳表寒虚而兼厥阴里寒虚证之用当归四逆加吴茱萸生姜汤等。由此可见，在汗法的麻、桂加减法中，又包含着兼下、兼和、兼清、兼温、兼补等法，其妙用并不局限于太阳，而实遍及于六经。

2. 半表半里寒热错杂证的和法

以小柴胡汤为主方。由于少阳病位在半表半里，病性属寒热虚实错杂，所以只宜采用和法，而非单行汗、吐、下、清、温、消、补等法所能取效。小柴胡汤方以柴胡和其半表半里为主，而以姜、夏、芩、参、草、枣和其寒热虚实为辅，独具特色。它与桂枝汤的从表和其荣卫、半夏泻心汤的从里和其寒热虚实等方不同之处，主要在于柴胡的和解半表半里，而这则是其他方药所不能代替的。至于小柴胡汤方的加减法，主要是少阳病兼太阳的柴胡桂枝汤的和兼汗法，与少阳病兼阳明的大柴胡汤的和兼下法。

3. 里热证的清、下法

以白虎汤和承气汤为主方。白虎汤的清法和承气汤的下法主要用于阳明病里热实证，即阳明里热外蒸的，宜用白虎汤以清热救津；阳明里热内结的，宜用承气汤以急下存阴；若阳明胃热太盛以致津气空虚的，则宜用白虎加人参汤以清热生津益气；若阳明肠热太盛以致津液内竭的，则宜用蜜煎导而通之，这又属于阳明里热虚证了。但伤寒热化证并不局限于阳明，其他各经都有，因而白虎、承气汤也适用于他经的热化证，例如：太阳病表热迫肺"汗出而喘"之用麻杏甘石汤（寓白虎法），少阳病"热结在里"腹胀不大便之用大柴胡汤（寓承气法），太阴病"其脾为约"大便硬之用麻子仁丸（寓承气法），少阴病三急下证之用大承气汤，厥阴病热厥之用白虎汤或承气汤，等等。此外，在里热实证中还有："利遂不止"之用葛根芩连汤，"热利下重"之用白头翁汤或黄芩汤或四逆散，湿热发黄之用茵陈蒿汤、栀子柏皮汤、麻黄连翘赤小豆汤，热郁心胸（懊恼）之用栀子豉汤。在里热虚证中还有：心烦不眠之用黄连阿胶汤或猪苓汤，咽痛胸满心烦之用猪肤汤，等等。

4. 里寒证的温、补法

以理中汤、四逆（加人参）汤、吴茱萸汤为主方。其中理中汤温补太阴阳气以祛寒，四逆（加人参）汤温补少阴阳气以祛寒，吴茱萸汤温补厥阴阳气以祛寒。但三阴里寒虚证的温补法，以少阴病篇最为完备，如附子、真武、白通、通脉、桃花等法都是。若三阴里寒而兼表寒的，则有太阴里虚兼表的桂枝人参汤法、少阴里虚兼表的麻黄细辛附子汤法、厥阴里虚兼表的当归四逆汤及其加吴茱萸生姜汤法等。以上是就阳虚证而言。若就阴阳气血俱虚证来说，则有炙甘草汤和芍药甘草附子汤的阴阳气血双补之法。《伤寒论》中的里寒证虽然多见虚证而宜用温补法，但也有见实证而宜用温下法的，如三物白散之治"寒实结胸"等。

还有必须提出讨论的是，仲景治疗表里同病之证，不外先表后里、先里后表和表里同治三法。如92条"本发汗而复下之，此为逆也，若先发汗，治不为逆。本先下之而反汗之，为逆；若先下之，治不为逆"，即指治疗表里同病的先表后里或先里后表两法而言。由于表里同病，既有可汗之表证，又有可下之里证，究竟应该先用汗法解其表而后用下法攻其里，还是应该先用下法攻其里而后用汗法解其表，必须根据其表里病情的缓急而定，即：表急于里的，当先治其表，而后治其里，如169条"伤寒大下后，复发汗，心下痞，恶寒者，表未解也，不可攻痞，当先解表，表解乃可攻痞。解表，宜桂枝汤；攻痞，宜大黄黄连泻心汤"和109条"太阳病不解，热结膀胱，其人如狂，血自下，下者愈。其外不解者，尚未可攻，当先解其外。外解已，但少腹急结者，乃可攻之，宜桃核承气汤"是其例；里急于表的，当先治其里，而后治其表，如 128 条"太阳病六七日，表证仍在，脉微而沉，反不结胸，其人发狂者，以热在下焦，少腹当硬满，小便自利者，下血乃愈。所以然者，以太阳随经，瘀热在里故也，抵当汤主之"是其例。如果不顾其表里病情的缓急，而在汗、下治法上倒行逆施，本当先汗而反先下，或本当先下而反先汗，则为逆治。有人认为，表里同病的治法当视其里之虚实而定，即表病而里实的，当先解其表，而后攻其里；表病而里虚的，当先救其里，而后解其表。这种认识是不完全正确的。因为表病而里实或里虚的，仍应根据病情的缓急来确定表里先后治法。虽然表病而里实的多宜先解其表而后攻其里，如 169 条是其例，但也有的是可以先攻其里的，如 128 条（虽然太阳病表证仍在，但因少腹硬满，小便自利，其人发狂，里证急于表证，故可先用抵当汤攻其里）是其例；虽然表病而里虚的多宜先救其里而后解其表，如 93 条（由于里证下利清谷急于表证身疼痛，故宜急用四逆汤先温其里）是其例，但也有的是可以先解其表的，如 276 条（"太阴病"是里虚在脾，而"脉浮"又病在表，其所以"可发汗，宜桂枝汤"者，是因里虚未甚，而病偏于表之故）是其例。以上是就表里同病的先表后里和先里后表两法而言。但是我们应该看到，仲景对表里同病之证，更多的是采用表里同治之法（其方几乎占了全书 113 方的三分之一），而这类表里同病之证和表里同治之法，在临床上则是更为多见和常用的。我认为仲景常用表里同治之法处理表里同病之证，是在复杂病情中抓住重点、照顾全面的另一种更为巧妙的手法。例如：表寒里热证之用大青龙汤或麻杏甘石汤，前方即侧重于表寒（方中麻黄用量重于石膏），后方即侧重于里热（方中石膏用量重于麻黄）；表实里虚证之用麻黄细辛附子汤或麻黄附子甘草汤，前方则侧重于表实（方中只用一味附子治里虚，而用麻黄、细辛二味治表实），后方则侧重于里虚（方中只用麻黄一味治表实，而用附子、甘草二味治里虚），等等。由此可见，仲景处理表里同病之证的方法是很灵活的，我们必须深入领会，全面掌握，绝不可抱有成见（如认为表里同病的治疗原则必须是先表后里等）。

四、伤寒传经与直中

一般认为，传经是指外邪由表（太阳）渐次入里（阳明、少阳、太阴、少阴、厥阴）而言，直中是指外邪不经过表（太阳）而直中入里（太阴、少阴、厥阴）而言。

（一）传经

伤寒传经与否，是以内在的邪正双方的具体情况为转移的。例如：

"伤寒一日，太阳受之，脉若静者，为不传；颇欲吐，若躁烦，脉数急者，为传也。"（4）

"伤寒二三日，阳明少阳证不见者，为不传也。"（5）

"伤寒三日，三阳为尽，三阴当受邪，其人反能食而不呕，此为三阴不受邪也。"（270）

"……太阳病，若发汗，若下，若利小便，此亡津液，胃中干燥，因转属阳明；不更衣内实，大便难者，此名阳明也。"

（186）

"服桂枝汤，大汗出后，大烦渴不解，脉洪大者，白虎加人参汤主之。"（26）

"发汗后，恶寒者，虚故也；不恶寒，但热者，实也，当和胃气，与调胃承气汤。"（70）

"本太阳病，不解，转入少阳者，胁下硬满，干呕不能食，往来寒热，尚未吐下，脉沉紧者，与小柴胡汤。"（267）

"本太阳病，医反下之，因尔腹满时痛者，属太阴也，桂枝加芍药汤主之；大实痛者，桂枝加大黄汤主之。"（279）

"太阳病，外证未除，而数下之，遂协热而利，利下不止，心下痞硬，表里不解者，桂枝人参汤主之。"（168）

"太阳病发汗，汗出不解，其人仍发热，心下悸，头眩，身𥆧动，振振欲擗地者，真武汤主之。"（84）

"伤寒脉浮，医者以火迫劫之，亡阳，必惊狂，卧起不安者，桂枝去芍药加蜀漆牡蛎龙骨救逆汤主之。"（115）

以上条文表明，伤寒病发于太阳之表，有的并不传经入里，如上述4、5、270条是其例。这是因为表病里和，并无伏邪内蕴之故。这种单纯的太阳伤寒表证，可用麻黄汤或桂枝汤一汗而解。但如表病而里不和，并有伏邪内蕴的，那就会由表传经入里，继续发生阳明或少阳或三阴之证，如上述186和26条就是病由太阳传入阳明的例证，267条就是病由太阳传入少阳的例证，279和168条就是病由太阳传入太阴的例证，84条就是病由太阳传入少阴的例证，115条就是病由太阳传入少阴和厥阴的例证。在这些由表传经入里的例证当中，病由太阳传入阳明或少阳的，是因阳明或少阳蕴有伏邪所致，其病主要是邪气盛实，故其方治以祛邪为主；病由太阳传入三阴的，是因三阴蕴有伏邪所致，其病主要是正气虚衰，故其方治以扶正为主。

（二）直中

寒（疫）邪之所以能够直接中入三阴，而起病即现三阴里寒证的，必因三阴阳气先虚，寒（疫）邪有可乘之隙，直中其脏而发病。这固然是在讨论伤寒直中问题时必须首先明确的，但把直中的概念局限在寒（疫）邪直中三阴的范围是不够全面的。因为从全部《伤寒论》来看，不仅寒（疫）邪中入并不局限于三阴，而实遍及于六经（例如阳明就有中寒证）；而且六经篇中还多见有起病即现里热证的，可见外邪直中入里并不局限于阴寒疫邪，而应包括阳热疫邪在内。因此必须进一步明确，既然阴寒疫邪可以直中三阴而起病即现里寒证，那么起病即现三阴里热证的又何尝不可以说是阳热疫邪直中三阴！起病即现少阳或阳明的半表半里寒热错杂或里寒、里热等证的也未尝不可以说是外邪直中少阳或阳明！这里还必须说明的是，外邪可以直中入里和外邪可以潜伏于里，并非互相排斥，而是相得益彰的。因为外邪既可以直中（如中寒、中暑等）入里而立即发病（不必经过伏而后发），也可以在直中入里后经过暂时的伏藏（如伏寒、伏温等）而后发病。

在讨论伤寒传经与直中问题时，还有必要联系到论中所谓合病和并病。一般认为，两经以上同时发病的叫作合病，一经病未了又继发他经病的叫作并病。从其病机来领会，显然并病包含着传经，而合病包含着直中。因为两经以上同时发病的合病，如论中所说太阳阳明合病、太阳少阳合病、阳明少阳合病、三阳合病等，其起病即现的阳明、少阳证，既非传经所致，自属直中引起。又论中三阴病篇虽无合、并病之名，但有合、并病之实。例如：桂枝人参汤证和桂枝加芍药汤证亦即太阳病并太阴，桂枝加附子汤证和桂枝去芍药加附子汤证亦即太阳病并少阴，桂枝去芍药加蜀漆牡蛎龙骨救逆汤证亦即太阳病并少阴和厥阴。又如：太阴病篇的桂枝汤证也可以说是太阴病合太阳，少阴病篇的麻黄细辛附子汤证也可以说是少阴病合太阳，厥阴病篇的当归四逆加吴茱萸生姜汤证也可以说是厥阴病合太阳等。

伤寒各论

一、太阳病证治

太阳病以表寒证为主证，并以麻黄汤和桂枝汤为主方。

这不仅是张仲景"辨太阳病脉证并治"的基本内容，而且是《伤寒论》六经辨证论治的首要大法。

至于太阳病由表（经）传变入里（腑）的蓄水和蓄血证治，则处于从属地位，又当别论，不应与上述表寒的主证主方并列。

因此，这里仅就太阳病表寒虚实证治的主要条文加以讨论。

"太阳之为病，脉浮，头项强痛而恶寒。"（1）

太阳伤寒为病，由于寒性收引凝敛，以致太阳经气被阻而不得畅通则头项强痛（轻则为牵强而痛的自觉症，其"强"应读上声、技养切；重则为强直而痛的他觉症，其"强"应读平声、奇阳切），卫外阳气被遏而不得宣发则恶寒，邪气在表而正（卫）气向外抗邪则脉浮。本条"头项强痛"，应与14、31、35条的"项背强几几""腰痛"合看，因为它们都是太阳经脉（从头下项夹脊抵腰）为寒邪所收引的病候。至于恶寒脉浮则属于整体性病候，它和属于局部性病候的头项强痛不同，头项强痛可用太阳经脉理论来解释，恶寒脉浮则应从其气化理论来阐明。一般认为，太阳膀胱外应毫毛，故主皮肤；而卫气是维护体表、防御外邪的，太阳既主皮肤，故统卫气。这就是一般所谓"太阳主一身之表"的来由，也就是上述恶寒脉浮之所以属于太阳病的理由所在。其中并包括对伤寒六经所提出的部位论和阶段论在内，即：从伤寒病变部位来说，太阳病处于最外部位；从伤寒病程阶段来说，太阳病处于最初阶段。其实这两种论点是不容分割的，必须结合起来看。还须进一步指出的是，由于太阳与少阴相表里，太阳卫气根于少阴阳气，太阳卫气为标，少阴阳气为本，二者关系密切，所以太阳病和少阴病常常互相影响，或由彼而及此，或由此而及彼。因此，在看太阳之表的同时，必须注意到少阴之里，始称全面。例如太阳病现恶寒发热、头项强痛而脉浮的，是因寒伤在表，卫阳外拒所致（如本条），故其治法当发太阳之表；若太阳病现恶寒发热、头身疼痛而脉反沉的，则是因为寒伤太阳之表而少阴阳气内馁所致，故其治法当温少阴之里（如94条）。又如少阴病现无热恶寒而脉沉（微细）的，是因寒中入里，少阴阳气内馁所致，故其治法当急温少阴之里（如323条）。少阴病脉沉（微细），本当无热恶寒而反发热头身疼痛的，则是因为寒中少阴而又外伤太阳所致，故其治法宜在温少阴之里的同时兼发太阳之表（如301条）。

本条为太阳病表寒证的脉症提纲，其所以不提发热者，是因太阳病初起有"或已发热，或未发热"之故。但只要呈现出"脉浮头项强痛而恶寒"，就可以断定其为太阳病表寒证。至其证的或实或虚，则在下文详加论述。

"太阳病，或已发热，或未发热，必恶寒，体痛，呕逆，脉阴阳俱紧者，名为伤寒。"（3）

"太阳病，头痛发热，身疼腰痛，骨节疼痛，恶风，无汗而喘者，麻黄汤主之。"（35）

"太阳病，脉浮紧，无汗，发热，身疼痛，八九日不解，表证仍在，此当发其汗。服药已微除，其人发烦，目瞑，剧者必衄，衄乃解，所以然者，阳气重故也，麻黄汤主之。"（46）

"脉浮者，病在表，可发汗，宜麻黄汤。"（51）

"脉浮而数者，可发汗，宜麻黄汤。"（52）

"伤寒脉浮紧，不发汗，因致衄者，麻黄汤主之。"（55）

这里以 3 条和 35 条为主来讨论太阳病表寒实证的理法方药。

太阳病表寒实证的临床表现是：恶寒（恶风），发热，无汗，脉浮紧，头项背腰强痛（身体骨节疼痛），气喘，呕逆。从 3 条"太阳病，或已发热，或未发热，必恶寒"来看，可见恶寒是太阳伤寒必有之症。虽然太阳病恶寒常与发热同时并见，但在病刚起时，往往先见恶寒，而后继之以发热，这是因为太阳病发热是卫阳奋起抗邪所致。当病刚起时，卫阳为寒邪所遏，尚处于郁伏状态，故但觉其寒，而不觉其热；继因卫阳郁遏不得宣发，越积越多，才奋起抗邪而发热。但虽发热，必仍恶寒，因为此时卫阳虽已奋起抗邪，寒邪仍然收引于表之故。所以恶寒发热（即恶寒与发热同时并见）就成为太阳病的主要临床表现之一。恶风和恶寒都是一种怕冷的自觉症，即恶风是见风则怕冷，不见风则不怕冷；恶寒是不见风亦怕冷，见风则尤甚。从太阳"伤寒"既恶寒（如3条）又恶风（如35条），太阳"中风"（即伤风之意）既恶风（如2条）又恶寒（如12条）来看，可见它们只有程度轻重的不同（伤之轻者则恶风，伤之重者则恶寒），并无（伤风只恶风而不恶寒，伤寒只恶寒而不恶风）严格分界。无汗和脉紧是太阳病表寒实证的主症和主脉。无汗不仅表明寒邪闭塞毛孔，卫阳郁遏不宣，荣阴阻滞不畅，而且表明卫气尚能固表；脉紧不仅表明寒邪收引筋脉，而且表明卫气抗邪有力。这是就太阳气化病变的整体性反应而言。若就太阳经脉病变的局部性反应来说，1条的"头项强痛"、14和31条的"项背强几几"、35条的"腰痛"，都是因为寒邪收引太阳经脉，太阳经气不通所致的太阳病特有的症状。但因局部病变常常影响到整体，所以在头项背腰强痛的同时，往往感到全身骨节疼痛（由于寒邪收引，故其痛症必有紧束感）。这里还须指出，由于太阳主皮肤，统卫气，肺合皮毛，主气属卫，故都主表，而密切相关。因此，寒伤太阳之表，毛孔闭塞，太阳失开，必然导致肺气失宣，而见气喘等症，而这也就是《伤寒论》太阳病篇多手太阴肺见症的理由所在（其太阴病篇则主要是论述足太阴脾的证治）。由此还可进一步指出，伤寒之邪不仅可以外从毛窍而入卫分以及于肺，同时也可上从口鼻而直入于肺胃，既可见肺气失宣的气喘等症，又可见胃气不和的呕逆等症。我们不应偏执伤寒邪从毛窍而入和温病邪从口鼻而入之说，而主观派定其入侵途径，必须把它们结合起来看，才能避免认识上的片面性。

太阳病表寒实证的治疗方法是用麻黄汤发汗。一般来说，伤寒在表，治宜发汗（如51条："脉浮者，病在表，可发汗……"46条："太阳病……八九日不解，表证仍在，此当发其汗"），当用辛温解表法，并应根据其表寒虚实的不同病情，而有不同的选择。麻黄汤是辛温解表法中的发汗峻剂，功能发散寒邪，疏通太阳经气，并宣利其肺气。具体地说，本方以麻黄开表宣肺为主药，配桂枝以加强其开表发汗的作用，配杏仁以促进其宣肺利气的功能，配炙甘草以调和诸药，同时桂枝还能温胃平冲，炙甘草还能安胃和中。由此可见，本方既能外解太阳，又能内和肺胃。从其疏通太阳经气以峻汗逐邪来看，既能开泄卫阳，又能畅利荣阴，因而是深合太阳病表寒实证的病机的。但用本方发汗，必须注意温覆，因为麻黄汤发汗作用的峻与否，又在于温覆与否，不可忽略。还须注意，麻黄汤只适用于发热恶寒、无汗、脉浮紧的太阳病表寒实证，而不适用于发热恶风、汗出、脉浮缓虚弱的太阳病表寒虚证，更不适用于阴虚或阳虚体质［如衄家（88）、淋家（86）、疮家（87）、汗家（90）、亡血家（89）等］的里虚而见太阳病表寒实证。如果误用，必致发生亡阴或亡阳的变证，不可不慎。至于46和55条太阳病因当汗失汗而致衄，有人认为是因伤寒郁阳化热入里伤及血络所致，若能在未化热时早投麻黄汤发汗，必不致衄。但也有人认为证属表寒里热，而非单纯表寒，如能及时投以解表清里之剂（程郊倩主张用大青龙汤），必不致衄。又一般认为麻黄汤只能用在衄前，而不能用在衄时或衄后，但也有人认为可以用在衄时或衄后的，这就要根据具体情况来决定，不可偏执。

麻黄汤方

麻黄三两（去节），桂枝二两（去皮），甘草一两（炙），杏仁七十个（去皮尖）。

上四味，以水九升，先煮麻黄减二升，去上沫，纳诸药，煮取二升半，去滓，温服八合。覆取微似汗，不须啜粥。余如桂枝法将息。

"太阳病，发热，汗出，恶风，脉缓者，名为中风。"（2）

"太阳中风，阳浮而阴弱，阳浮者热自发，阴弱者汗自出，啬啬恶寒，淅淅恶风，翕翕发热，鼻鸣干呕者，桂枝汤主之。"（12）

"太阳病，头痛，发热，汗出，恶风，桂枝汤主之。"（13）

"太阳病，外证未解，脉浮弱者，当以汗解，宜桂枝汤。"（42）

"病常自汗出者，此为荣气和，荣气和者，外不谐，以卫气不共荣气谐和故尔。以荣行脉中，卫行脉外，复发其汗，荣卫和则愈，宜桂枝汤。"（53）

"病人脏无他病，时发热自汗出而不愈者，此卫气不和也。先其时发汗则愈，宜桂枝汤。"（54）

"太阳病，发热汗出者，此为荣弱卫强，故使汗出，欲救邪风者，宜桂枝汤。"（97）

这里以2条和12条为主来讨论太阳病表寒虚证的理法方药。

太阳病表寒虚证的临床表现是：恶风（恶寒），发热，汗出，脉浮缓虚（见242条）弱，头项背强痛（结合1、13、14条看）及身疼痛（结合93、371、386条看），鼻鸣，干呕。本证恶风寒、发热、脉浮、头项背强痛、鼻鸣（肺气不宣）、干呕（胃气上逆）之理与上述太阳病表寒实证相同，所不同的只是汗出脉缓虚弱，而这正是太阳病表寒虚证的主症主脉。它和上述太阳病表寒实证的主症主脉的无汗脉紧形成鲜明的对照，一致认为是它们在临床上的鉴别标准。太阳病表寒虚证之所以会汗出脉缓虚弱，是因风寒犯表，卫气不足，卫气不能固外则汗自出，卫气抗邪无力则脉缓虚弱。但本证的汗自出，并非如阳明病里热熏蒸所致的大汗自出，而是不多不透时出时收的，这可从54条"时发热自汗出而不愈"看得出来。一般来说，风寒阴邪（风虽属阳邪，但如夹寒，则从寒化而成为阴邪）犯表则毛孔闭而无汗，卫外阳气不固则毛孔开而汗多，今阴邪在表而卫阳不固，欲闭难闭，欲开难开，故有此汗出不多不透时出时收之症。又本证脉缓，只能从脉形弛缓无力（虚弱）去理解，并应与脉形紧张有力的紧脉相对照。即：太阳病而脉形弛缓无力的属表寒虚证，若脉形紧张有力的则属表寒实证。必须明确，太阳病表证发热的脉息，应该是比较快，而不应是比较慢的。所以52条的麻黄汤和57条的桂枝汤证都明文提到了脉浮数。因此，2条"名为中风"的"发热汗出恶风"的"脉缓"，从其脉缓与发热同时并见来看，显然不能从脉息缓慢去理解（西医所谓"伤寒"的"相对缓脉"，中医看来仍然是数脉）。太阳病表寒虚证发热的脉象，大都是浮数而弛缓无力（虚弱）的。这里还须指出的是，太阳病汗的有无和脉的缓（虚弱）紧，只能认为是表寒虚实的鉴别标准，而不能认为是"中风""伤寒"的鉴别标准。如果说太阳"中风"必汗出脉缓（虚弱），"伤寒"必无汗脉紧，那就不够全面了。因为从太阳病全篇来看，"中风"既有汗出脉缓（虚弱）的，如上述 2 条是其例，但也有无汗脉紧的，如 38 条"太阳中风，脉浮紧……不汗出"是其例；"伤寒"既有无汗脉紧的，如上述 3 条是其例，但也有汗出脉缓的，如 29 条"伤寒脉浮，自汗出"和 39 条"伤寒脉浮缓"是其例。至于汗的有无和脉的缓紧的病理，如果仅从外因风寒邪气的作用来阐明，认为风性涣散主疏泄，故"中风"必汗出脉缓，寒性凝敛主收引，故"伤寒"必无汗脉紧，也是不够全面的。因为太阳表寒虚实的汗的有无和脉的缓（虚弱）紧，是由外因邪气和内因正气相互作用来体现的，而且起决定作用的是内因正气而非外因邪气的缘故。这就是说，无论"中风"还是"伤寒"，都是外因邪气作用于内因正气，引起邪正相争，导致阴阳失调的结果。太阳病的外因邪气主要是风寒（疫疠），内因正气主要是荣卫。风虽属阳邪，但常兼夹他邪而致病，如夹寒则为风寒，其性乃从寒属阴，通过人体起作用而发生表寒病证，治宜辛温解表；如夹热则为风热，其性乃从热属阳，通过人体起作用而发生表热病证，治宜辛凉解表。太阳病"伤寒"固属阴邪为病，"中风"亦属风夹寒的阴邪为病，故都呈现表寒证，而治宜麻黄汤或桂枝汤的辛温解表法。太阳所统摄的荣卫正气本来是维护体表、防御外邪的，故在外邪侵犯太阳时，首当其冲的就是荣卫正气，荣卫为外邪所干扰，外邪既损害荣卫，荣卫又抗拒外邪，于是引起邪正相争，导致阴阳失调而发病。所

以太阳病的阴阳失调，即荣卫失调。但从太阳病篇 53 条"病常
自汗出者，此为荣气和，荣气和者，外不谐，以卫气不共荣气
谐和故尔"和 54 条"时发热自汗出而不愈者，此卫气不和也"
来看，可见其阴阳失调的主要方面在于卫阳。过去有些人认为，
太阳病的桂枝汤证是风伤卫所致，麻黄汤证是寒伤荣所致。这
种凿分风寒，割裂荣卫的观点是错误的。柯韵伯纠正得好："仲
景治表，只在桂、麻二法，麻黄治表实，桂枝治表虚，方治在
虚实上分，不在风寒上分也……盖中风、伤寒各有浅深，或因
人之强弱而异"。这种见解则是正确的。太阳病"中风""伤寒"
的区分，不在"风寒"二字上，而在"虚实"二字上，即：太
阳病发热恶风寒、无汗脉浮紧的，名为"伤寒"，属表寒实证，
治宜麻黄汤以峻汗逐邪；太阳病发热恶风寒、汗出脉浮缓虚弱
的，名为"中风"，属表寒虚证，治宜桂枝汤以缓汗养正。决定
太阳病表寒虚实的关键在于卫阳正气的强弱，即：卫阳正气强
的，则呈现以脉浮紧张有力而无汗为特征的表寒实证；卫阳正
气弱的，则呈现以脉浮弛缓无力（虚弱）而汗出为特征的表寒
虚证。所以说，仅从外因风寒邪气着眼，认为风性涣散主疏泄
必汗出脉缓，寒性凝敛主收引必无汗脉紧，是不够全面的，因
为它只是停留在对太阳病现象上的分析（尽管它包括西医所谓
病理、生理反应在内），而未能揭露出太阳病性质上的虚实之
故。这里还有必要说明的是，97 条所谓"荣弱卫强"是从病理
的角度而言，即太阳病表寒虚证的邪正相争主要在卫分，而不
在荣分，"荣弱"亦即 53 条"荣气和"之意，"卫强"亦即 54
条"卫气不和"之意。因此，97 条的"卫强"，只能认为是病

理上的风寒邪气强盛，而决不能认为是生理上的卫阳正气强盛。

太阳病表寒虚证的治疗方法是用桂枝汤发汗。虽然桂枝汤与麻黄汤同属辛温解表法，但麻黄汤是辛温解表法中的发汗峻剂，而桂枝汤则是辛温解表法中的发汗和剂，同中有异。前者已如上述，后者尚待阐明。总的来说，桂枝汤具有扶助卫外阳气以发散太阳风寒的作用。具体地说，方中主药桂枝性味辛甘温，能够走表疏通太阳经气，扶助卫外阳气，以发散风寒；生姜性味辛温，既能解散表寒，又能暖胃和中；炙甘草和大枣性味甘平（微温），都能补中和胃。四药相合，攻中有补是毫无疑问的。至于白芍，性味微酸微寒，具有收敛止汗的作用，乍看似与本方发汗解表的主要作用相抵触，细玩则颇有妙趣。因为正是由于桂枝汤在辛温而甘的桂、姜、草、枣中稍佐微酸微寒的白芍，才形成了它的发中有收的特点，能使邪（风寒）去而不伤正（卫气），正固而不留邪。所以柯琴称赞它说："用之发汗，自不至于亡阳，用之止汗，自不至于遗患"。由此可见，桂枝汤方虽然属于辛温解表法的范围，但却具备攻中有补、发中有收的优点，故能主治太阳病表寒虚证。至于说它是辛温解表法中的发汗和剂的"和"字的含义，一为和缓之意，即其辛温发汗较之麻黄汤为和缓；二为调和之意，即其辛温发汗具有调和荣卫的作用。调和荣卫之说，虽然来源于53条的"荣卫和则愈"，但嫌含混而不够确切。因为风寒邪气侵犯太阳之表，荣卫正气（尤其是卫气）首当其冲，无论表虚或表实，其荣卫都是不和的。即：太阳病表寒虚证，为风寒在表，卫阳不固，荣阴失守；太阳病表寒实证，为风寒在表，卫阳被遏，荣阴不畅。

不仅桂枝汤的发散风寒，扶其卫以敛其荣，可以说是调和荣卫；即麻黄汤的发散风寒，泄其卫以畅其荣，也可以说是调和荣卫。因此，应该确切地说，桂枝汤是在解表中扶卫敛荣以调和荣卫，而麻黄汤则是在解表中泄卫畅荣以调和荣卫。也正因此，虽然两方都能发散太阳表寒，但麻黄汤峻汗逐邪，只适宜于表寒实证，如果误用于表寒虚证，那就会犯"虚虚"的错误。桂枝汤缓汗养正，只适宜于表寒虚证，而禁用于表寒实证，故仲景在17条中谆谆告诫说："桂枝本为解肌，若其人脉浮紧，发热汗不出者，不可与之也，常须识此，勿令误也。"如妄与之，那就会犯"实实"的错误。

桂枝汤方

桂枝三两（去皮），芍药三两，甘草二两（炙），生姜三两（切），大枣十二枚（擘）。

上五味，咬咀三味，以水七升，微火煮取三升，去滓，适寒温，服一升。服已须臾，啜热稀粥一升余，以助药力。温覆令一时许，遍身漐漐微似有汗者益佳，不可令如水流漓，病必不除。若一服汗出病差，停后服，不必尽剂。若不汗，更服依前法。又不汗，后服小促其间，半日许令三服尽。若病重者，一日一夜服，周时观之。服一剂尽，病证犹在者，更作服。若不汗出，乃服至二三剂。禁生冷、黏滑、肉面、五辛、酒酪、臭恶等物。

太阳病兼变证治遍涉诸经，这里就其主要条文略加讨论。

"太阳中风，脉浮紧，发热恶寒，身疼痛，不汗出而烦躁者，大青龙汤主之。若脉微弱，汗出恶风者，不可服之；服之

则厥逆，筋惕肉瞤，此为逆也。"（38）

"伤寒，脉浮缓，身不疼，但重，乍有轻时，无少阴证者，大青龙汤发之。"（39）

"伤寒，表不解，心下有水气，干呕，发热而咳，或渴，或利，或噎，或小便不利、少腹满，或喘者，小青龙汤主之。"（40）

"伤寒，心下有水气，咳而微喘，发热不渴，服汤已渴者，此寒去欲解也，小青龙汤主之。"（41）

"发汗后，不可更行桂枝汤，汗出而喘，无大热者，可与麻黄杏仁甘草石膏汤。"（63）

"下后，不可更行桂枝汤，若汗出而喘，无大热者，可与麻黄杏子甘草石膏汤。"（167）

以上六条三方的麻黄汤加减法，约可分为两证，即大青龙汤（即麻黄汤方加石膏、生姜、大枣）和麻杏甘石汤（即麻黄汤方去桂枝加石膏）所主治的属表寒里热证，小青龙汤（即麻黄汤方去杏仁，加干姜、细辛、五味子、半夏、白芍）所主治的属表里俱寒证（一般称之为表寒里水证，由于水之气为寒，故里水亦可称之为里寒）。

大青龙汤证

38 条的大青龙汤证，即上述麻黄汤证加烦躁，亦即太阳病表寒里热实证。本证"不汗出而烦躁"是要点，即其烦躁是由不汗出而来，是因太阳表寒闭遏卫阳太甚，以致郁阳成热，郁热内扰，心神不安（太阳与少阴相表里，太阳郁热内扰，必然影响到少阴心神）所致。正由于本证外寒闭甚，郁热内扰，其病机偏重于表寒，故本方在麻黄汤方基础上倍麻黄（即由三两加至六两）以发散表寒，而仅少加石膏以清解郁热。也正由于本方所主治的是太阳病表寒里热实证，且其发汗作用较之麻黄汤尤为峻猛，故只有在无太阳或少阴表里虚象的情况下才能放手使用。所以 39 条指出"无少阴证者，大青龙汤发之。"38 条指出："若脉微弱，汗出恶风者，不可服之，服之则厥逆，筋惕肉瞤，此为逆也。"至于 39 条所谓"伤寒脉浮缓，身不疼，但重，乍有轻时"，注家见解不一。有的认为有误，如徐灵胎（认为本证"必另有立方，而误以大青龙当之"）、张路玉（认为本条大青龙汤当改为小青龙汤）等；有的认为有缺，如柯韵伯（认为"脉浮缓下加发热恶寒无汗烦躁八字"，并说"寒有轻重，伤之重者脉阴阳俱紧而身疼，伤之轻者脉浮缓而身重，亦有初时脉紧渐缓，初时身疼继而不疼者，诊者勿执一以拘也"）等；有的认为夹湿，如张隐庵（认为"此言寒伤太阳而内干太阴之气化，伤寒邪在太阳则浮，入于太阴则缓，太阴篇云，伤寒脉浮而缓，手足自温者，系在太阴……身重者，一身乃太阴坤土之所主，邪薄之而气机不利也"）等。因此，不可曲解，应予存疑。

麻杏甘石汤证

麻杏甘石汤所主治的"汗出而喘"，应与麻黄汤所主治的"无汗而喘"对照。彼属表寒闭肺的实证，故用麻黄汤以发表宣肺；此属表寒里热壅肺的实证，故用麻黄汤方去桂枝加石膏以透表清肺。本证还应与大青龙汤证和白虎汤证对照。柯韵伯在《伤寒附翼》论麻杏甘石汤方时指出："此大青龙之变局，白

虎汤之先着也。"我们不妨引申其意说，麻杏甘石汤和大青龙汤
所主治的都是表寒里热实证，但大青龙汤证表寒重于里热，故
其方中麻黄用量重于石膏；麻杏甘石汤证里热重于表寒，故其
方中石膏用量重于麻黄；麻杏甘石汤所主治的汗出而喘、身无
大热而微恶寒的表寒里热壅肺证，如果进一步发展为汗出而喘、
身大热而不恶寒但恶热的里热壅肺证，则宜用白虎汤专清里热。
如果用温病卫气营血辨证的话来说，则麻黄汤证是卫分表寒重，
大青龙汤证是卫分表寒重而气分里热轻，麻杏甘石汤证是气分
里热重而卫分表寒轻，白虎汤证则但有气分里热而无卫分表寒。
由上述可见，63 条和 167 条麻杏甘石汤所主治的汗出而喘无大
热是属表寒里热壅肺的实证，是因气分之热已炽，而卫分之寒
未净所致，故用麻黄汤去桂枝以轻散卫分之表寒，重加石膏以
大清气分之肺热。至于这两条太阳病经先汗或先下后之所以同
样出现"汗出而喘，无大热"之症，显然不应归之于药误，而
是因为肺有伏热之故。也正因此，当太阳表有新寒而肺有伏热，
以致呈现表寒里热证时，由于医生辨证粗疏，才有可能产生单
汗或单下的药误。否则，单纯的表寒证或单纯的里热证，临床
一目了然，一般是不会产生当汗反下或当下反汗的药误的。也
正因此，医生但见其表寒而单汗，或但见其里热而单下，都未
能改善其原有的表寒里热壅肺之证，而其病机仍按自身规律向
前发展，里热渐增而表寒渐减，以致出现麻杏甘石汤证。这里
还须指出的是，仲景可能有鉴于当时医生治太阳病表证多用桂
枝汤，尤其是太阳病经汗下后而表证仍在之时（这可能因它是
发汗解表法中的和剂的缘故），因而对桂枝汤的宜忌提示较多。

这两条之所以指出发汗或下后"不可更行桂枝汤",是因证属表寒里热,而且里热较重。虽然太阳表证仍在,若妄用之,就有"桂枝下咽,阳盛则毙"之虞。

小青龙汤证

40条和41条都明确地指出"伤寒表不解,心下有水气"和"伤寒,心下有水气",可见本证是属太阳表里俱寒之候。从其两条症见咳喘和呕噎下利以及少腹满、小便不利来看,可见其里之寒水实遍及于上(肺)、中(胃)、下(膀胱)三焦。但从其两条一再指出咳喘来看,又可见其里之寒水主要在于上焦肺。临床常见太阳表之新寒引动肺之伏寒(痰饮),每现此证,投以小青龙汤发散表之风寒,温化肺之痰饮,每收良效。至其两条所指"心下有水气"之"心下"部位,虽然多是指胃而言,但不能因此而认为本证之里寒(水气)主要在胃,这是因为本证的主症是咳喘的缘故。这又当从"脾为生痰之源,肺为贮痰之器"来领会。临床事实告诉我们,凡是上焦肺有伏寒(痰饮)之人,其中焦脾胃大都是比较虚弱的,而在治疗痰饮咳喘时,常常采用苓桂术甘汤等以培土生金。从小青龙汤方来看,虽然是以麻黄散寒宣肺为主,并配姜、细、味、半以温化痰饮,但其中干姜、桂枝和炙甘草则有温中培土的作用。由此可知,小青龙汤所主治的表里俱寒是属实中有虚之证,而其方亦属攻中有补、发中有收之法,这就不难看出它在用麻、桂、细辛温散的同时辅以五味子和白芍酸收的理由所在。又从其方后加减法所谓"若小便不利,少腹满,去麻黄,加茯苓"和"若喘,去麻黄,加杏仁"来看,由于本证的主症是咳喘,显然不应该去麻黄，但加杏仁以止咳平喘和茯苓以利水祛痰则是本当用的。因此，我在临床上常用本方加此二药，有时并加白术，更能提高疗效。至于40条所谓"或渴"和41条所谓"发热不渴，服汤已，渴者，此寒去欲解也"，主要应从41条来理解，即小青龙汤所主治的表里俱寒的寒水袭肺证，本来是不渴的，如果在服小青龙汤后渴者，则是因为寒水（痰饮）得温药而尽去的病解之征。临床上常见里有寒水的患者，不仅是毫无渴意，对饮水不感兴趣，而且往往是厌恶的。如果强予饮水，必致胃中不适，甚至水入即吐。但经过如法治疗后，寒水尽去，病证全除，则渴意油然而生，饮入胃中快然而无所不适。这种渴饮，显然只能认为是正常人对水的应有需求。但辨证贵在知常达变，寒水证口不渴是言其常，若反口渴则是言其变。前者如41条"咳而微喘，发热不渴"是必然症，后者如40条"或渴"是或然症。而这个或然症，则是因为寒水内停，气不布津所致，故虽渴而不甚欲饮，即饮亦喜热，并不能多饮。这和上述41条的"寒去欲解"之渴，显然是不同的。

又从太阳病篇治喘诸方来看，麻黄汤所主治的是属表寒实证的喘（35），桂枝加朴杏汤所主治的是属表寒虚证的喘（19）（43），小青龙汤所主治的是属表里俱寒的喘（40）（41），麻杏甘石汤所主治的是属表寒里热的喘（63）（167），葛根芩连汤所主治的是属表里俱热的喘（34），互有异同，必须细辨（至于白虎汤和承气汤所主治的喘，则属里热实证）。

"太阳病，发汗，遂漏不止，其人恶风，小便难，四肢微急，难以屈伸者，桂枝加附子汤主之。"（21）

"太阳病，下之后，脉促，胸满者，桂枝去芍药汤主之；若微恶寒者，桂枝去芍药加附子汤主之。"（22）

"伤寒八九日，风湿相搏，身体疼烦，不能自转侧，不呕不渴，脉浮虚而涩者，桂枝附子汤主之。若其人大便硬，小便自利者，去桂加白术汤主之。"（179）

"发汗过多，其人叉手自冒心，心下悸，欲得按者，桂枝甘草汤主之。"（64）

"发汗，病不解，反恶寒者，虚故也，芍药甘草附子汤主之。"（68）

"伤寒脉浮，医者以火迫劫之，亡阳，必惊狂，卧起不安者，桂枝去芍药加蜀漆牡蛎龙骨救逆汤主之。"（115）

"烧针令其汗，针处被寒，核起而赤者，必发奔豚，气从少腹上冲心者，灸其核上各一壮，与桂枝加桂汤，更加桂二两也。"（121）

"伤寒脉结代，心动悸，炙甘草汤主之。"（182）

以上八条九方的桂枝汤加减法，主要是太阳病及少阴的兼变证治。

桂枝加附子汤证

21条的"太阳病发汗遂漏不止"，一般认为是因太阳病表虚证误用麻黄汤发汗，进一步损伤了卫外阳气，以致由原来的汗出不多不透时出时收，发展成为汗漏不止，故宜用桂枝汤加附子以增强其扶助卫阳的功能。但应看到，太阳与少阴相表里，太阳所统摄的卫气根于少阴的阳气，太阳病表虚证发汗太过，卫气虚甚，必然要伤及少阴阳气。本证汗漏不止，已属少阴亡阳的前兆，如果更进一步发展，那就势必要出现如 38 条谓"厥逆筋惕肉𬌗"等亡阳的危象了。所以本条桂枝汤加附子，主要是扶助太阳里面的少阴阳气以固其本。由此可知，本条属太阳病涉少阴的证治。如果认为它仍然只是个太阳病（不过由于发汗不当，以致卫气虚甚而已），那就不够深刻了。至于本条所谓"小便难，四肢微急，难以屈伸者"，则是因为发汗太过，气液两伤所致（小便难既是津液不足，也是膀胱气化不行；四肢微急难以屈伸，既是阴液不足以濡筋脉，也是阳气不足以煦筋脉）。由于病机的主要方面在于阳气虚，故治法应以本方扶助阳气为主。本来太阳病涉少阴的阳虚证用桂枝汤应去芍药，变阳（刚）中有阴（柔）之方为纯阳之剂。今不去芍药，则保持了原方芍药、甘草的酸甘化阴作用，以适应"四肢微急难以屈伸"的需要。因此，这里有必要联系到 29 条芍药甘草汤所主治的"脚挛急"症来对照研讨以求其异同。即：彼属阴液不足以柔养筋脉所致，故宜用芍药甘草汤以养阴柔筋；此属阳气与阴液两伤而偏于阳气虚所致，故宜用本方以扶阳气为主，兼养阴液。且本证汗漏不止，芍药酸收敛汗，更不宜减去。

桂枝去芍药汤证和桂枝去芍药加附子汤证以及桂枝附子汤证

22 条太阳病由于误下邪陷胸中，损伤心阳，以致心气阻滞，故现脉促胸满之症。桂枝汤去芍药之酸寒收敛，便成为温补宣通之剂，故能主治本证。至其所谓"若微恶寒者"，应作"若脉微恶寒者"。"脉促胸满"与"脉微恶寒"相比较，前者属于太阳病涉少阴，心气阻滞，但阳虚未甚，故用桂枝汤去芍药即可胜任；后者属于太阳病涉少阴，心阳虚甚，故须桂枝汤去芍药加附子才能奏功。这里还须联系到 179 条桂枝附子汤证来对照研究，因为桂枝去芍药加附子汤和桂枝附子汤两方药味尽同（只是后方桂、附用量大于前方）而主治不同的缘故。我认为桂枝附子汤所主治的太阳病风寒湿痹表虚证，从其"身体疼烦，不能自转侧"来看，显属痹证中的重证。又从其"脉浮虚而涩"来看，脉浮虚固属卫气不足之候，脉涩则应与 22 条桂枝去芍药汤所主治的"脉促"和 182 条炙甘草汤所主治的"脉结代"合参，均属心气阻滞之证。这是因为风寒湿阴邪痹阻于表，损伤卫外阳气，不仅太阳经气因之而不通，即少阴心气亦为之而不畅所致，故宜用桂枝附子汤外驱阴（风寒湿）邪，内扶（少阴）阳气。由此可见，两证临床表现虽异，但其病机都属阴盛阳衰，两方都能驱阴扶阳，则是基本相同的。至于桂枝附子汤方的桂、附用量较大（桂枝四两，炮附子三枚），或是由于本证阴邪痹阻太甚，非重用桂、附不足以驱阴通痹之故。但本方后指出"附子三枚恐多"，"宜减服之"，可供临床参考。根据个人临床运用体会，在一般情况下，本方附子用量不必太大，而且不必去白芍（本证关节痛甚，白芍止痛力强），并可加白术，疗效甚高。还须指出，本方主治太阳病风寒湿痹证的优长是，不仅能外散太阳阴邪，而且能内扶少阴阳气，防止其邪由表入里，伤及心脏。

桂枝甘草汤证

64 条的太阳病，由于发汗过多，耗伤少阴心之阳气，以致心悸欲按。但尚未出现亡阳危象，可见虽虚未甚，其证尚轻。桂枝甘草汤即桂枝汤去芍、姜、枣，具有辛甘化阳以温养少阴心阳的作用，故能主治本证。

芍药甘草附子汤证

从 68 条太阳病发汗后"反恶寒者，虚故也"来看，可见其病已转属少阴。因为恶寒本为太阳病在表的必有之症，发汗病解则其恶寒自罢；今发汗后"反恶寒"，显然不是原来的发热恶寒脉浮（或紧或缓弱）的太阳病表证恶寒，而是继起的无热恶寒脉沉（微细）的少阴病里证恶寒无疑，并必发汗太过，太阳表寒虽去，少阴里寒复起，但因过汗伤阳，阴亦受损，只不过是以阳虚为主而已。故宜用芍药甘草附子汤以辛甘补阳为主，酸甘补阴为佐。必须指出，本方仍属补阳之剂，只不过是在补阳中兼顾其阴而已（又如附子汤方中附子与芍药同用，亦即此意）。

桂枝去芍药加蜀漆牡蛎龙骨救逆汤证

115 条的太阳伤寒，由于发汗太过，伤亡心肝阳气，以致神魂不宁，而发生"惊狂卧起不安"之变证。桂枝去芍加蜀牡龙救逆汤具有温养心肝阳气、镇定心肝神魂的作用，故能主治本证。临床所见神魂不宁之证，大多属于阴虚阳亢所致，常用滋补安神法获效；唯此则属于阳虚阴盛所致，必须用本方的温补安神法才能奏功。方中蜀漆不明，不加亦有效，有时芍药不去亦无妨。

桂枝加桂汤证

121 条"气从少腹上冲心"的"奔豚"证，一般认为是因太阳病过汗耗伤少阴阳气，肾阳不足以温化膀胱之寒水，水气由下向上冲逆以凌心火所致。由于病机重点仍在太阳，少阴阳虚未甚，故可用桂枝加桂汤取效。其实水气病机虽多关乎太阳（膀胱为水腑）和少阴（肾为水脏），但其病位则多在胃肠，并多因中阳不振，脾虚生湿，土不制水而成。故太阳、少阴治水诸方（如五苓、真武等），莫不注重扶脾健运以培土制水。即就桂枝加桂汤来说，桂枝汤虽属太阳病表寒虚证的主方，亦能健运脾胃中气，所加之桂，无论是桂枝或肉桂，都有不同程度的补火燠土作用。由此，也就不难领会舒驰远对里阳虚甚的奔豚重证所谓"证乃中寒，宜主四逆、吴茱萸汤驱阴降逆"的深意所在。至于 65 条苓桂甘枣汤所主治的"其人脐下悸者"，是"欲作奔豚"，而非奔豚已作，不得与本条桂枝加桂汤所主治的奔豚证相混。

炙甘草汤证

182 条的"伤寒脉结代，心动悸"，无论是外感造成内伤，或内伤招致外感，其心动悸、脉结代，都应认为是属心脏气血虚弱导致气血瘀滞之候。即：由于气血虚弱，心神失养，故心动悸；由于气血瘀滞，心脉阻塞，故脉结代。炙甘草汤方即由桂枝汤方去芍药加人参、阿胶、生地黄、麦冬、麻仁、清酒组成。本方以炙甘草补虚安神为主药，配合人参、桂枝、生姜、大枣以温养阳气和阿胶、生地黄、麦冬、麻仁以滋养阴血，其中桂枝协同清酒且能"通经脉，利血气"。由于此方既能生血之源，又能导血之流，因而对心脏气血虚弱导致气血瘀滞的脉结代、心动悸有良效。但应指出，本证病机属虚实相兼而以虚为

主，本方治法为补通并用而以补为主。因此，本方应用于本证，
必须是虚多实少的才适宜，而且还须根据心脏气血两虚病机的
寒热多少而灵活加减其温清药量，才能提高疗效。这里还须指
出的是，本方生地黄用量特大（一斤），不可疏忽，此药不仅能
养新血，而且能破瘀血，它在本方中的作用，主要是取其化瘀
生新。又本方主药炙甘草的作用，有人认为它能"通经脉，利
血气"。但临床实践证明，炙甘草的作用主要在于"补"，而不
在于"通"，且能壅中助满。至于炙甘草汤方之所以能够"通经
脉，利血气"，则是因为方中有桂、姜、清酒之故。因此，说炙
甘草汤方能"通经脉，利血气"则可，说炙甘草能"通经脉，
利血气"则不可。炙甘草在本方中的作用，应从补心虚安心神
来理解，才符合实际。

"太阳病，发汗后，大汗出，胃中干，烦躁不得眠，欲得
饮水者，少少与饮之，令胃气和则愈；若脉浮，小便不利，微
热消渴者，五苓散主之。"（71）

"发汗已，脉浮数，烦渴者，五苓散主之。"（72）

"中风发热，六七日不解而烦，有表里证，渴欲饮水，水
入则吐者，名曰水逆，五苓散主之。"（74）

"本以下之，故心下痞，与泻心汤，痞不解，其人渴而口
燥烦，小便不利者，五苓散主之。"（161）

"霍乱，头痛发热，身疼痛，热多欲饮水者，五苓散主
之。"（385）

"太阳病不解，热结膀胱，其人如狂，血自下，下者愈。
其外不解者，尚未可攻，当先解其外。外解已，但少腹急结者，

乃可攻之，宜桃核承气汤。"（109）

"太阳病六七日，表证仍在，脉微而沉，反不结胸，其人发狂者，以热在下焦，少腹当硬满，小便自利者，下血乃愈。所以然者，以太阳随经，瘀热在里故也，抵当汤主之。"（128）

"太阳病，身黄，脉沉结，少腹硬，小便不利者，为无血也；小便自利，其人如狂者，血证谛也，抵当汤主之。"（129）

"伤寒有热，少腹满，应小便不利，今反利者，为有血也，当下之，不可余药，宜抵当丸。"（130）

"阳明证，其人喜忘者，必有蓄血。所以然者，本有久瘀血，故令喜忘，屎虽硬，大便反易，其色必黑者，宜抵当汤主之。"（239）

以上五苓散所主治的蓄水证和桃核承气汤、抵当汤（丸）所主治的蓄血证，都是伤寒中的杂病。

太阳病蓄水证以少腹满和小便不利为主症（多兼发热恶寒、头身痛等太阳表证。故74条指出"有表里证"），并以五苓散为主方。这是因为湿热（湿重于热）内蕴膀胱，阻滞其气化功能所致。也正因此，本证烦渴是由气不布津而成，所以74条有"渴欲饮水，水入则吐"之说，其舌苔必白多黄少而腻，脉多浮而濡数。因此，宜用五苓散（茯苓、猪苓、泽泻、白术、桂枝）以通阳化气，培土制水，清利湿热。它不仅与白虎汤所主治的阳明燥热所致的大热、大烦、大渴、舌苔黄燥、脉浮而洪大滑数者显然不同，并与猪苓汤所主治的阳明或少阴湿热（热重于湿）伤阴所致的但热不寒、烦渴不得眠、小便不利、舌苔黄腻、脉浮滑数者有所差异。

太阳病蓄血证以少腹硬满和小便自利为主症〔多见"其人如狂"（129）甚至"其人发狂"（128）等症〕，并以桃核承气汤（桃仁、大黄、桂枝、甘草、芒硝）或抵当汤（水蛭、虻虫、桃仁、大黄）为主方。这是因为太阳瘀热内结于膀胱或小肠或胞室〔或阳明胃肠"本有久瘀血"（239）〕所致，故宜桃核承气汤（新瘀）或抵当汤（久瘀）以攻下瘀血。

"问曰：病有结胸，有脏结，其状何如？答曰：按之痛，寸脉浮，关脉沉，名曰结胸也。何谓脏结？答曰：如结胸状，饮食如故，时时下利，寸脉浮，关脉小细沉紧，名曰脏结。舌上白苔滑者，难治。"（132）

"脏结无阳证，不往来寒热，其人反静，舌上苔滑者，不可攻也。"（133）

"病发于阳而反下之，热入因作结胸；病发于阴而反下之，因作痞也。所以成结胸者，以下之太早故也。"（134）

"伤寒六七日，结胸热实，脉沉而紧，心下痛，按之石硬者，大陷胸汤主之。"（139）

"太阳病，重发汗而复下之，不大便五六日，舌上燥而渴，日晡所小有潮热，从心下至少腹硬满而痛不可近者，大陷胸汤主之。"（141）

"小结胸病，正在心下，按之则痛，脉浮滑者，小陷胸汤主之。"（142）

"寒实结胸，无热证者，与三物小陷胸汤，白散亦可服。"（146）

"伤寒五六日，呕而发热者，柴胡汤证具，而以他药下之，柴胡证仍在者，复与柴胡汤。此虽已下之，不为逆，必蒸蒸而振，却发热汗出而解。若心下满而硬痛者，此为结胸也，大陷胸汤主之；但满而不痛者，此为痞，柴胡不中与之，宜半夏泻心汤。"（154）

"心下痞，按之濡，其脉关上浮者，大黄黄连泻心汤主之。"（159）

"心下痞，而复恶寒汗出者，附子泻心汤主之。"（160）

"伤寒汗出，解之后，胃中不和，心下痞硬，干噫食臭，胁下有水气，腹中雷鸣，下利者，生姜泻心汤主之。"（162）

"伤寒中风，医反下之，其人下利日数十行，谷不化，腹中雷鸣，心下痞硬而满，干呕，心烦不得安。医见心下痞，谓病不尽，复下之，其痞益甚，此非热结，但以胃中虚，客气上逆，故使硬也，甘草泻心汤主之。"（163）

"伤寒，胸中有热，胃中有邪气，腹中痛，欲呕吐者，黄连汤主之。"（178）（按：黄连汤即半夏泻心汤方去黄芩，加桂枝。《张氏医通》说："黄连汤治胃中寒热不和，心下痞满。"）

"病如桂枝证，头不痛，项不强，寸脉微浮，胸中痞硬，气上冲咽喉不得息者，此为胸有寒也，当吐之，宜瓜蒂散。"（171）

"太阳中风，下利呕逆，表解者，乃可攻之。其人漐漐汗出，发作有时，头痛，心下痞硬满，引胁下痛，干呕短气，汗出不恶寒者，此表解里未和也，十枣汤主之。"（157）

"伤寒发汗，若吐，若下，解后，心下痞硬，噫气不除者，旋覆代赭汤主之。"（166）

以上结胸、痞满和脏结都属伤寒中的杂病。

结胸：有热实和寒实之分，热实结胸又有大小之别，大结胸证是因水饮与邪热内结所致。故 134 条说"病发于阳而反下之，热入因作结胸"，138 条说"阳气内陷，心下因硬，则为结胸"，139 条说"结胸热实"，140 条说"此为水结在胸胁也"，正由于本证是因无形邪热和有形水饮内结所致，故 138 条说"心下因硬"，139 条说"脉沉而紧，心下痛，按之石硬者"，141 条说"不大便五六日，舌上燥而渴，日晡所小有潮热，从心下至少腹硬满而痛不可近者"。因此，本证主方大陷胸汤既用大黄和芒硝以攻实热，又用甘遂以逐水饮。至于大陷胸丸虽然也用了大黄、芒硝、甘遂，但和大陷胸汤同中有异的是：①改汤剂为丸剂，则变急下为缓下；②加用了葶苈和杏仁以逐上焦的水饮。小结胸证是因痰饮与邪热内结所致，但这比大结胸证为轻。从 142 条"正在心下，按之则痛"来看，可见不但病所较为狭小，即病情也较为和缓。小陷胸汤既用黄连以清邪热，又用半夏和瓜蒌实以化痰饮，具有消的作用，故能主治本证。柯韵伯分析得好："结胸有轻重，立方分大小，从心下至少腹按之石硬而痛不可近手者为大结胸；正在心下，未及胁腹，按之则痛，未曾石硬者为小结胸。大结胸是水结在胸腹，故脉沉紧；小结胸是痰结在心下，故脉浮滑。水结宜下，故用甘遂、葶、杏、硝、黄等下之；痰结宜消，故用黄连、瓜蒌、半夏以消之。"至于寒实结胸无热证者与三物小陷胸汤，应从《金匮玉函经》《千金翼方》改为三物小白散为是。因为热实结胸是因热邪与痰饮内结所致，故宜大、小陷胸汤以清泄之；寒实结胸是因寒邪与痰饮内结所致，故宜三物小白散以温通之的缘故。此散用桔梗开提肺气，贝母化痰散结，巴豆辛热通利，三物相配，具有温通作用，故能主治本证。但本证原文不详，或认为除应具有胸脘硬满疼痛外，还可能伴有咳喘、不大便、舌苔白、脉沉弦紧等症。

痞满：本证但觉心下痞塞满闷而不觉疼痛，它和结胸证既觉心下痞塞满闷又觉疼痛者不同。故154条指出："若心下满而硬痛者，此为结胸也……但满而不痛者，此为痞……宜半夏泻心汤。"本证还多兼有呕利肠鸣等症，是因中焦脾胃寒热虚实错杂所致。半夏泻心汤之所以成为本证的主方，就是因为它具有温清攻补兼施以调理脾胃的作用。本方若因干噫食臭而加生姜则名生姜泻心汤，若因心烦不安而加重甘草则名甘草泻心汤，都能主治水火交痞之证。至于大黄黄连泻心汤（大黄、黄连、黄芩）所主治的则属单火痞证（附子泻心汤即大黄黄连泻心汤方加附子，它所主治的则属单火痞而兼阳虚之证。故尤在泾有云："按此证，邪热有余，而正阳不足，设治邪而遗正，则恶寒益甚，或补阳而遗热，则痞满愈增，此方寒热补泻并投互治，诚有不得已之苦心。"）。十枣汤（甘遂、大戟、芫花、大枣）所主治的则属单水痞证。瓜蒂散（瓜蒂、赤小豆、香豉）所主治的则属痰饮宿食积于胸脘之证。旋覆代赭汤（旋覆花、代赭石、半夏、生姜、大枣、人参、甘草）所主治的则属胃虚痰阻气逆之证。

脏结：本证注家认识尚不一致，有的认为病在少阴，有的认为病在太阴，有的认为病在三阴五脏。但从本证列于太阳病篇而太阳与少阴相表里来看，则其病主要在少阴可知。且因少阴是"生死关"，而脏结乃少阴重证，故仲景说"难治"（132）或"死"（172）。我认为本证是属三阴尤其是少阴心肾阳虚已极而阴寒凝结之候。其脏结在上焦者（病机重点在心），多见胸脘硬满疼痛、舌苔白滑、脉小细沉紧等症；其脏结在下焦者（病机重点在肾与肝），多见少腹痛引入阴筋等症。脏结上焦证，可用四逆汤合瓜蒌薤白白酒汤或瓜蒌薤白半夏汤或枳实薤白桂枝汤主治；脏结下焦证，可用四逆汤合吴茱萸汤主治，并外灸关元等穴，或热敷脐下。

二、阳明病证治

阳明病以里热证为主证，并以白虎汤和承气汤为主方。这里就其主要条文加以讨论。

"阳明之为病，胃家实是也。"（185）

本条为阳明病里热证的病机提纲。"胃家"包括胃和肠而言。如《灵枢·本输》说："小肠、大肠皆属于胃"。"胃家实"是阳明病里热实证的病理基础，它不仅是指胃家邪热炽盛，同时也是指胃家正阳亢旺。必须指出，阳明病"胃家实"是邪正双方相互作用的共同体现。我们不能断章取义地根据《黄帝内经》"邪气盛则实"这一句话，认为"胃家实"只是邪热盛实于胃家，而无视于胃家的正阳亢旺。因为《黄帝内经》所谓"邪气盛则实，精气夺则虚"这两句话是彼此关联而互文见义的。如日人丹波元简在其所著《素问识》中指出："邪气之客于人身，其始必乘精气之虚而入，已入而精气旺，与邪俱盛则为实，如伤寒胃家实是也。若夫及邪入而客，精气不能与之相抗，为邪气所夺则为虚，如伤寒直中证是也。"可见疾病的虚实，并非邪气单方面所能决定，而是由邪气和正气双方相互作用来体现的，而且起决定作用的往往在于正气方面，而不在于邪气方面。前人对阳明病"胃家实"的见解不一，有的但着眼于阳明腑证，如尤在泾说："胃家实者，邪热入胃，与糟粕相结而成实……凡伤寒腹满、便闭、潮热、转矢气、手足濈濈汗出等症，皆是阳明里实之证也。"有的则放眼于阳明经、腑两证，如章虚谷说："胃家者，统阳明经腑而言也。"陆渊雷说："然古人又以大热属胃，热与实混言又不别，则胃家实亦可以包括白虎证矣。"柯韵伯更具体地说："阳明之为病，悉从胃实上得来。故以胃家实为阳明一经之总纲也。然致实之由，最宜详审，有实于未病之先者，有实于得病之后者，有风寒外束热不得越而实者，有妄汗吐下重亡津液而实者，有从本经热盛而实者，有从他经传变而实者，此只举其病根在实，而弗得以胃实即为可下之证……胃实不是竟指燥矢坚硬"。以上两种看法，自应以后者为是。还应明确的是，阳明病里热实证，无论是后世所谓经证或腑证，都是以胃家实为其病理基础的。一般认为白虎汤所主治的阳明经证"五大"（大热、大汗、大烦、大渴、脉洪大）"一黄"（舌苔黄燥），是因邪热散漫于阳明之经所致，并非邪热结实于阳明之腑而成。胃家实只是指腑证，而非指经证。其实，不仅从大渴引饮、舌苔黄燥来看，明显地与胃家热炽津伤有关，即从大热、大汗、大烦来看，大热、大汗是因胃热向外熏蒸，大烦是因胃热乘胃络通心而上扰心神，也都是以胃家实热作为根据的。至于竟指"胃家实"为燥矢坚硬，也不尽然。因为"胃家实"是阳明病的本质，而"燥矢"只是阳明病的现象之一。阳明病用承气汤攻下的目的，主要是逐邪，非专为燥矢。有燥矢的固适宜，无燥矢的亦可用。《温疫论》说得好："殊不知承气本为逐邪而设，非专为燥矢而设也，必俟其粪结而后下之，则血液为邪热所抟，变证迭起，是犹养虎贻患，医之咎也。况多有溏粪失下，但蒸作极臭如败酱，或如藕泥，临死不结者，但得秽恶一去，邪毒从此而消，脉证自此而退，岂徒孜孜粪结而后行哉！假如经枯血燥之人，或老人血液衰少，多生燥结；或病后血气未复，亦多燥结。在经所谓不更衣十日无所苦，有何妨害，是知燥结不至损人，邪毒之为殒命也。"这种认识是比较深刻的。从《伤寒论》有关承气汤证的全部条文来看，其中明言有燥矢者固多，不言有燥矢者亦不少，既多大便秘结的，也有大便下利的，必须全面深入领会，不可拘执。但是也应看到，在阳明病机中，"燥化"的特点是很突出的。这是因为阳明胃主津液，邪热炽盛于胃肠，必致耗伤津液而化燥。故有"何缘得阳明病？……此亡津液，胃中干燥，因转属阳明也"（186）之说。由此可知，阳明病燥化的阳盛阴虚，阳盛是指邪热炽而正阳亢旺，阴虚是指津液耗伤。但因前者占据主导地位，后者处于从属地位，故属实证，而非虚证。所以《伤寒例》有"阳盛阴虚……下之则愈"之说。这就是说，阳明病燥化的阳盛阴虚，只有清下其阳盛的邪热，才能补救其阴虚的津液，使邪去正安，津液自回而燥化自解。如果误认实证为虚证，直滋其阴以闭其邪，则必使邪热深锢难解，而正阴终不可复。

"服桂枝汤，大汗出后，大烦渴不解，脉洪大者，白虎加人参汤主之。"（26）

"伤寒，若吐若下后，七八日不解，热结在里，表里俱热，时时恶风，大渴，舌上干燥而烦，欲饮水数升者，白虎加人参汤主之。"（173）

"伤寒，无大热，口燥渴，心烦，背微恶寒者，白虎加人参汤主之。"（174）

"伤寒，脉浮，发热无汗，其表不解，不可与白虎汤；渴欲饮水，无表证者，白虎加人参汤主之。"（175）

"伤寒，脉浮滑，此表有热，里有寒，白虎汤主之。"（181）

"三阳合病，腹满身重，难以转侧，口不仁面垢，谵语遗尿。发汗则谵语；下之则额上生汗，手足逆冷。若自汗出者，白虎汤主之。"（224）

"阳明病，脉浮而紧，咽燥口苦，腹满而喘，发热汗出，不恶寒，反恶热……若渴欲饮水，口干舌燥者，白虎加人参汤主之。"（226）

"伤寒，脉滑而厥者，里有热，白虎汤主之。"（350）

《伤寒论》共有八条白虎汤证，其中应以26条为主文。一般所谓阳明病"五大"（大热、大汗、大烦、大渴、脉洪大）症，主要就是以此为据。"大热"二字虽不见于26条，但可从226条"发热汗出，不恶寒，反恶热"，亦即187条所谓"身热，汗自出，不恶寒，反恶热"的"阳明病外证"上看得出来，即发热而至于不恶寒反恶热，其为大热可知；也可从174条

"伤寒，无大热，口燥渴，心烦，背微恶寒"的"无大热"上反证出来，即阳明病本有大热之症，但在病初起时，由于表寒郁遏里热，寒尚未全罢，热尚未大发，故"背微恶寒"（或如173条的"时时恶风"），身"无大热"。如果进一步发展，则寒全罢，本来应有的大热就出现了。可见大热为阳明病的主症之一，是符合仲景原意的。并可知阳明病本应但热不寒，但初起也有恶风寒的；阳明病本应大热，但初起也有无大热的（只要其他"四大"症存在，就仍属于阳明病）。大汗、大烦、大渴、脉洪大均明言于26条，其为阳明病主症更无疑义。但"五大"症的病理，除大渴（口舌咽干燥）可用胃家实热伤津化燥和大烦可用胃热乘胃络通心而上扰心神的理论来解释外，其余大热、大汗和脉洪大都非阳明胃肠的理论所能解释，而应从整体阴阳盛衰的理论来阐明。即：伤寒六经阴阳病理，一般来说，三阳处于阳盛阶段，多见表、热、实证；三阴处于阳衰阶段，多见里、寒、虚证。就三阳病而言，阳明病处于阳盛阶段的高峰，由于体内阳热极盛（邪热与正阳俱盛），里热向外熏蒸，故见大热、大汗之症（亦即250条所谓"蒸蒸发热者，属胃也"之意）。由于里热丰隆外蒸，正阳抗邪有力，故见洪大之脉（亦即191条所谓"伤寒三日，阳明脉大"之意）。从上述"五大"症的病理来看，可见其阳明里热的趋势主要是向外熏蒸的。因此，必须因势利导采用白虎汤以清透之。本方主药生石膏，既能大清胃热，又能"达热出表"（《温病条辨》上焦篇指出"白虎本为达热出表"），深合本证里热外蒸的病机。佐药知母、粳米、甘草，则能生津润燥，养胃和中，也与本证胃热伤津化燥的病机吻合，故能主治本证。至于本方是否加人参的临床使用标准，必须承认，在《伤寒论》中是不够明确的。虽然有些注家随文衍义地认为，白虎汤证渴者则加人参，不渴者则不加人参，但证之临床实际，白虎汤证未有不渴的，如果以此作为本方是否加人参的临床使用标准，显然难以令人满意。这就很有必要求之于后世温病学说，如《温病条辨》既在"上焦篇"指出："太阴温病，脉浮洪，舌黄，渴甚，大汗，面赤，恶热者，辛凉重剂白虎汤主之。""太阴温病，脉浮大而芤（可与《伤寒论》248条"脉浮而芤……胃气生热，其阳则绝"合参），汗大出，微喘，甚至鼻孔扇者，白虎加人参汤主之。脉若散大者，急用之，倍人参。"又在中焦篇指出："面目俱赤，语声重浊，呼吸俱粗，大便闭，小便涩，舌苔老黄，达则黑有芒刺，但恶热，不恶寒，日晡益甚者，传至中焦，阳明温病也，脉浮洪躁甚者，白虎汤主之；脉沉数有力，甚则脉体反小而实者，大承气汤主之。""下后无汗脉浮者，银翘汤主之；脉浮洪者，白虎汤主之；脉洪而芤者，白虎加人参汤主之。"（吴氏自注："若浮而且洪，热气炽甚，津液立见消亡，则非白虎不可；若洪而且芤，金受火克，元气不支，则非加人参不可矣。"）显而易见，它对白虎汤是否加人参的临床使用标准是很明确的。即：太阴或阳明温病气分热证而脉浮洪（浮大而充实有力）的，宜白虎汤，脉浮芤（浮大而空虚无力）的宜用白虎加人参汤。这是因为前者邪热虽盛，元气未伤，故其脉浮大充实有力，而只须用白虎汤以清热生津，不必加人参以益气；后者邪热既盛，元气又伤，故其脉浮大空虚无力，而必须在用白虎汤清热生津的同时，加人参以益气（脉呈散大的，则其元气有虚脱之势，必须倍加人参大补元气或改用生脉散敛补津气以固脱）。

这里还要谈到的是白虎证的表寒里热问题。首先必须明确，阳明病里热证多由太阳病表寒证传变而来。从《伤寒论》八条白虎证来看，五条列在太阳病篇，其中26条是太阳病表寒完全转化为阳明病里热的白虎证，故其证突出而典型。173条和174条是太阳病表寒基本转化为阳明病里热的白虎证，本证阳明里热虽已炽盛，太阳表寒尚未尽除（如"时时恶风"或"背微恶寒"），但因病情矛盾的主要方面在阳明里热，故可用白虎以清透之。至于175条所谓"伤寒，脉浮，发热无汗，其表不解，不可与白虎汤"，则是因为病情矛盾的主要方面在于太阳表寒。而其下文所谓"渴欲饮水，无表证者，白虎加人参汤主之"，则是因为病情矛盾的主要方面在于阳明里热。其"无表证"的表证，当是指无太阳表寒的脉浮紧、恶寒、发热、无汗等而言。也就是说，只有在无此显著的太阳表寒证的情况下，才能使用此方。这和上述太阳表有余寒未尽而"时时恶风"或"背微恶寒"的残余表证是不能主次不分地相提并论的。由此不难看出，181条所谓"伤寒，脉浮滑，此表有热，里有寒，白虎汤主之"的"表有热，里有寒"，显然是"表有寒，里有热"的差误。所以林亿等校正《伤寒论》时指出："前篇云，热结在里，表里俱热者，白虎汤主之。又云，其表不解，不可与白虎汤。此云脉浮滑，表有热，里有寒者，必表里字差矣。"又其"里有寒"是"里有热"之误，也可从350条"伤寒，脉滑而厥者，里有热，白虎汤主之"很清楚地看得出来。又白虎汤所主治的224

条的"手足逆冷"和 350 条的"脉滑而厥"，即一般所谓内伏真
热而外显假寒的热深厥深，也可以说是表有假寒而里有真热的
阳盛格阴。这是因为阳明热极，阳郁于内而不通于外所致，容
在下文厥阴病热厥证治中详加讨论，这里暂且从略。又 224 条
的"三阳合病"，不仅显然脉证不全（没有明显的太阳、少阳
证），而且显然文有错脱（如上文既说"谵语遗尿"，下文接着
又说"发汗则谵语"等）。我认为如果能与下文 226 条"阳明
病，脉浮而紧，咽燥口苦，腹满而喘，发热汗出，不恶寒，反
恶热，身重。若发汗则躁，心愦愦，反谵语。若加温针，必怵
惕，烦躁不得眠。若下之，则胃中空虚，客气动膈，心中懊侬，
舌上苔者，栀子豉汤主之。若渴欲饮水，口干舌燥者，白虎加
人参汤主之。若脉浮发热，渴欲饮水，小便不利者，猪苓汤主
之"合参，则其证粗备。即：既有脉浮而紧的太阳表寒证，又
有发热自汗出、不恶寒反恶热、口舌干燥渴饮、腹满身重难以
转侧、口不仁、面垢和口苦咽干的阳明和少阳里热证。其中并
可看出，阳明里热的白虎证是占主要地位的。因此，若误用麻、
桂发汗，则阳明里热愈盛，以致上冲心包，而谵语烦躁不得眠；
若误用承气汤攻下，则由于"胃中空虚，客气动膈"，而心中懊
侬。所谓"胃中"，即"胃家"之意；所谓"空虚"，即胃肠中
并无有形实邪内结之意。阳明有形实邪内结，固宜承气攻下，
若属无形邪热外蒸，则宜白虎清解。本证是属表寒里热之候，
而其阳明里热又是外蒸性的，今乃误投承气，不但外蒸的邪热
不解，且使邪气内遏，郁于胸膈（即"客气动膈"之意），以
致心中懊侬。栀子豉汤具有宣透表邪（香豉）和清解里热（栀

子）的作用，故能主治阳明热郁胸膈的懊侬症〔栀子豉汤加减法颇多，如呕吐加生姜的栀子生姜豉汤法；少气加甘草的栀子甘草豉汤法；心烦腹满、卧起不安去豉加厚朴、枳实的栀子厚朴汤法；大下后（便溏）去豉加干姜的栀子干姜汤法；大病瘥后劳复加枳实的枳实栀子豉汤法等〕。又阳明病里热证有燥热和湿热之辨，阳明燥热伤津而见"渴欲饮水，口干舌燥者"，宜用白虎汤清热润燥；阳明湿热（热胜于湿）伤阴而见"脉浮发热，渴欲饮水，小便不利者"，宜用猪苓汤利水育阴。前者但热不寒，烦渴喜冷饮而引饮不止，舌苔黄燥，小便不利；后者但热不寒，烦渴思冷饮而不能多饮，舌苔黄腻，小便不利。

白虎汤方

石膏一斤（碎、绵裹），知母六两，甘草（炙）二两，粳米六合。

上四味，以水一斗，煮米熟汤成，去滓，温服一升，日三服。〔本方加人参三两，即白虎加人参汤方，煎服法同上。又白虎加人参汤去知母，加竹叶、麦冬、半夏，即竹叶石膏汤，主治"伤寒解后，虚羸少气，气逆欲吐。"（396）〕

"阳明病，脉迟，虽汗出，不恶寒者，其身必重，短气，腹满而喘，有潮热者，此外欲解，可攻里也，手足濈然汗出者，此大便已硬也，大承气汤主之；若汗多，微发热恶寒者，外未解也，其热不潮，未可与承气汤；若腹大满不通者，可与小承气汤微和胃气，勿令至大泄下。"（213）

"伤寒，若吐若下后，不解，不大便五六日，上至十余日，日晡所发潮热，不恶寒，独语如见鬼状。若剧者，发则不识人，

循衣摸床，惕而不安，微喘直视，脉弦者生，涩者死；微者，但发热谵语者，大承气汤主之。"（217）

"阳明病，谵语，发潮热，脉滑而疾者，小承气汤主之。"（219）

"伤寒六七日，目中不了了，睛不和，无表里证，大便难，身微热，此为实也，急下之，宜大承气汤。"（254）

"阳明病，发热汗多者，急下之，宜大承气汤。"（255）

"发汗不解，腹满痛者，急下之，宜大承气汤。"（256）

"太阳病三日，发汗不解，蒸蒸发热者，属胃也，调胃承气汤主之。"（250）

"伤寒吐后，腹胀满者，与调胃承气汤。"（251）

《伤寒论》共有三十二条承气汤证，其中二十二条载于阳明病篇，十条散见于太阳、少阴、厥阴病篇。这里仅就阳明病篇选择八条为主综合加以讨论。

一般所谓"痞满燥实"的承气汤证，是因阳明里热内结所致。这就是说，阳明里热内结则燥化成实，即186条所谓"此亡津液，胃中干燥，因转属阳明，不更衣内实，大便难者，此名阳明也"之意。阳明里热内结则气滞为满，即213条所谓"若腹大满不通者，可与小承气汤微和胃气"之意。因此，承气三方都用大黄为主药以攻下其热结，并随着"痞满燥实"的病情轻重不同，而有大、小、调胃之分。偏重"痞满"的，宜配枳实、厚朴以行气导滞，即小承气汤证；偏重"燥实"的，宜配芒硝以润燥软坚与甘草以和中，即调胃承气汤证；"痞满燥实"并重的，则宜既配枳、朴以行气导滞，又配芒硝以润燥软坚，即大承气汤证。但"痞满燥实"四字是密切相关而不容分割的，因而必须联系起来而不可孤立地看。如果认为小承气汤证但痞满而不燥实，调胃承气汤证但燥实而不痞满，那就不够全面了，也就将不便于解释218条小承气汤证的"胃中燥，大便必硬"和251条调胃承气汤证的"腹胀满"了。还须提出讨论的是"承气"的含义问题：一般认为"承气"就是顺气的意思。如柯韵伯说："诸病皆因于气，秽物之不去，由于气之不顺，故攻积之剂，必用行气之药以主之，亢则害，承乃制，此承气之所由名。又病去而元气不伤，此承气之义也。夫方分大小，有二义焉。厚朴倍大黄，是气药为君，名大承气；大黄倍厚朴，是气药为臣，名小承气。味多性猛，制大其服，欲令泄下也，因名曰大；味少性缓，制小其服，欲微和胃气也，故名曰小。"但仅从枳、朴行气来理解"承气"的含义，不仅无法解答为什么调胃承气汤方不用枳、朴，而且对承气汤证病机的认识也是望文生义而不够深刻的。如上所述，承气汤证的病机是阳明里热内结，燥化成实，气滞为满。可见是因热结燥实导致气机壅滞，并非由于气机壅滞导致热结燥实。因此，热结燥实处于主导地位，而气机壅滞则处于从属地位，二者是有主次之分的。如果仅望"承气"之文，而生顺气之义，只是强调行气导滞，而置热结燥实于次要地位，那就显然把主次颠倒了。虽然应该承认，胃主降，其气以下行为顺，"胃家实"则其气机为之壅滞，不能顺行而下，致使地道闭塞，失其主降之职，而"承气"的名义，是承顺其失常的胃气，以恢复其主降的职能。但应看到，胃气之所以不顺，实因邪热内结，只有泻其邪热，才能顺其胃气。而承气汤中用大黄泻其邪热以承顺胃气显然是主要的，至其用枳、朴以行气导滞则是次要的。所以承气三方都必须用大黄泻热，但不一定都要用枳、朴行气。上引柯氏所谓承气之剂，"必用行气之药以主之"，虽然不够全面，但其所谓"病去而元气不伤"，则是比较深刻的。因为三承气汤方中的主药大黄、芒硝虽属攻下逐邪之峻剂，但或配厚朴、枳实以行气，或配甘草以和中，都对胃有一定的保护作用，这也是仲景方中的一种攻邪护正之法，不可忽略。在明确了上述"痞满燥实"和"承气"的含义后，还须明确的是，由于阳明里热内结证和外蒸证的病机是既有区别又有联系的，所以在里热内结的承气证中并不完全排除里热外蒸的白虎证，反之亦然。只是随着病机的主要趋向不同，现证有所偏重而已。例如上述213、243、251、256、257条的大、小、调胃承气汤证中，虽然是以腹胀满痛、大便不通和潮热、手足汗出、大便硬等里热内结之症为主，但也间有如250条所谓"蒸蒸发热"的里热外蒸之症；又如前述八条白虎汤证中，虽然是以里热外蒸的"五大"症为主，但也间有如224、226条所谓"腹满"的里热内结之症（其中173条更明言"热结在里"）。还应看到的是，《伤寒论》阳明里热内结的主要临床表现虽然是比较清楚的，但承气三证的鉴别标准则是含糊的，这就有必要做进一步的分析。我认为承气三证的主要鉴别标准可从三方面来看：

（1）腹症：一般来说，由于阳明胃家热结气滞，大便不通，故多见腹胀满痛拒按之症。但因热结气滞有深浅，故其腹胀满痛有轻重，大承气汤证是因热结气滞已极所致，故其腹胀满痛拒按甚至不可近手（可与141条"从心下至少腹硬满而痛不可近"的大陷胸汤证合参，并可结合《温病条辨》中焦篇的"胸腹满坚，甚则拒按"的大承气汤证来看。因此有人在"痞满燥实"四字之外，再加一"坚"字，属之于大承气汤证，亦可供参考）；小承气汤证是因热结不甚而气滞较甚所致，故虽腹胀满痛拒按，但尚未到达不可近手的程度；调胃承气汤证是因热结较甚而气滞不甚所致，故虽腹胀满，但多不痛，或按之始痛。

（2）脉象：阳明里热外蒸的白虎汤证多见浮大有力的洪（数）脉（或浮大无力的芤脉），已如上述。阳明里热内结的承气汤证多见沉（如223条）实（如242、247条）或迟（如213条）或滑数（如258条）等脉，但在阳明病篇二十二条承气汤证中，仅有六条大、小承气汤证提到脉象，至于调胃承气汤证条则都未提到。《温病条辨》在中焦篇阳明温病证治中，首先提出"面目俱赤，语声重浊，呼吸俱粗，大便闭，小便涩，舌苔老黄，甚则黑有芒刺，但恶热，不恶寒，日晡益甚"的共同症，然后提出"脉浮洪躁甚者，白虎汤主之；脉沉数有力，甚则脉体反小而实者，大承气汤主之"的不同脉。其所谓"脉体反小而实"，充分反映出阳明里热内结的病机，较之《伤寒论》阳明病篇所谓脉实更为具体。但从其"阳明温病……脉实或滑疾者，小承气汤主之"来看，也未在调胃承气汤证条中提出脉象，仍然是以《伤寒论》242、247、219、258条为依据。由此可见，三承气汤证的脉象只有大小之分，即大承气汤证脉多沉实或迟（应是有力之迟。是因阳明气机滞甚，经隧阻塞所致。如程郊倩说："迟脉亦有邪聚热结，腹满胃实，阻住经隧而成者，又不可不知。"），小承气汤证脉多滑数。至于调胃承气汤证的脉象,《伤寒论》和《温病条辨》虽然都未明言,但从三承气汤证的病情轻重并结合临床实际来体会,也多是滑数的。

（3）舌苔:《伤寒论》辨证略于舌苔,这是一大缺陷。后世医家尤其是温病学家,对此论述甚详,贡献颇大。一般来说,阳明病里热伤津化燥,舌苔多见黄燥之象,并随其里热的不断进展,逐渐深化而成为深黄干燥、老黄干燥甚至焦黑起刺等舌象,这也是阳明病里热伤津化燥病情轻重最鲜明、最重要的标志。以此来观察胃家燥热病情的轻重浅深,并结合上述腹症和脉象即可做出正确的判断,从而准确地分别使用三承气汤。

至于 217、219 和 254 条大小承气汤所主治的神昏谵语和目中不了了、睛不和（并联系 215、216、218、219、220、221、222、223、225 条的阳明病谵语）等症,则属阳明病并厥阴或少阴所致,容在厥阴和少阴的热病证治中详加讨论,这里暂且从略。

大承气汤方

大黄四两（酒洗）,厚朴半斤（炙、去皮）,枳实五枚（炙）,芒硝三合。

上四味,以水一斗,先煮二物,取五升,去滓,纳大黄,更煮取二升,去滓,去芒硝,更上微火一两沸,分温再服。得下,余勿服。

小承气汤方

大黄四两（酒洗）,厚朴二两（炙、去皮）,枳实三枚（大者,炙）。

上三味，以水四升，煮取一升二合，去滓，分温二服。初服汤当更衣，不尔者尽饮之，若更衣者勿服之。

调胃承气汤方

大黄四两（去皮，清酒洗），甘草二两（炙），芒硝半斤。

上三味，以水三升，煮取一升，去滓，纳芒硝，更上火微煮令沸，少少温服之。

"趺阳脉浮而涩，浮则胃气强，涩则小便数，浮涩相搏，大便则硬，其脾为约，麻子仁丸主之。"（249）

"阳明病，自汗出，若发汗，小便自利者，此为津液内竭，虽硬不可攻之，当须自欲大便，宜蜜煎导而通之。若土瓜根及大猪胆汁，皆可为导。"（235）

阳明病里热内结的实证，宜用三承气汤主治，已如上述。这里再就其虚证来说，235条蜜煎等导法所主治的"津液内竭"证和249条麻子仁丸（麻子仁、杏仁、白芍、大黄、枳实、厚朴、蜂蜜）所主治的"其脾为约"证，都属阳明里热内结的虚证。但本证应与《温病条辨》中焦篇的增液汤证和增液承气汤证以及新加黄龙汤证等结合起来研究，以使阳明病里热内结的虚证和虚实相兼证的治法臻于完善。

阳明病兼变证治遍及诸经。如：236条的桂枝汤证和237条的麻黄汤证就是阳明病兼太阳的例证；232、233、234条的小柴胡汤证就是阳明病兼少阳的例证；249条的脾约证和192、200条的发黄证就是阳明病兼太阴的例证；228条的四逆汤证就是阳明病传入少阴的例证，254条的大承气汤证就是阳明病并入少阴的例证；217条的大承气汤证就是阳明病并入厥阴的例证，221 条的刺期门证就是阳明病传入厥阴的例证。这里仅就阳明病与太阳或太阴有关的兼变证治条文并适当结合他篇有关条文略加讨论。至于阳明病与少阳或少阴或厥阴有关的兼变证治条文，则分别详述于少阳病或少阴病或厥阴病篇中，这里从略。

"阳明病，脉迟，汗出多，微恶寒者，表未解也，可发汗，宜桂枝汤。"（236）

"阳明病，脉浮，无汗而喘者，发汗则愈，宜麻黄汤。"（237）

"太阳与阳明合病者，必自下利，葛根汤主之。"（32）

"太阳与阳明合病，不下利，但呕者，葛根加半夏汤主之。"（33）

"太阳病，桂枝证，医反之下，利遂不止，脉促者，表未解也；喘而汗出者，葛根黄芩黄连汤主之。"（34）

"太阳与阳明合病，喘而胸满者，不可下，宜麻黄汤。"（36）

阳明病兼太阳和太阳病兼阳明的表里同病，既有表寒里热证，也有表里俱寒证或表里俱热证。在治疗上，既有先治其表的，也有先治其里的，也有表里同治的。

阳明病篇 236、237 两条明属太阳病表虚的桂枝汤证和表实的麻黄汤证，而冠以"阳明病"三字，可知必有阳明里证存在。但阳明里证有寒热之分，阳明里热的白虎、承气证，已如上述。其证初起时，如果兼有太阳表寒证的，当根据其表里病情矛盾的主次而定治法。175 条"伤寒，脉浮，发热无汗，其表不解，不可与白虎汤"，就是因为太阳阳明表里同病，而病情矛盾的主要方面在表不在里之故。又如173条白虎汤所主治的"时时恶风，大渴，舌上干燥而烦，欲饮水数升者"，和174条白虎汤所主治的"伤寒，无大热，口燥渴，心烦，背微恶寒者"，以及213条"阳明病……若汗多，微发热恶寒者，外未解也，其热不潮，未可与承气汤；若腹大满不通者，可与小承气汤微和胃气"，就是因为太阳与阳明表里同病而病情矛盾的主要方面在里而不在表之故。阳明里寒证，如245条"食谷欲呕，属阳明也，吴茱萸汤主之"是其例。太阳表寒而兼有阳明里寒的表里同病证，如32、33条的葛根汤证和葛根加半夏汤证是其例。从葛根汤方即桂枝汤加葛根、麻黄以及半夏来看，可知32、33条的太阳病合阳明的呕与下利是阳明里寒，因此，本证实属表里俱寒所致，本方虽以解表散寒为主，但也有温胃祛寒作用。由此可知，236条阳明病的桂枝汤证（尤其是从"脉迟"来看），当亦是因阳明里寒而兼太阳表寒所致，故其治法也是在解表中和里。至于237条"阳明病脉浮无汗而喘"的麻黄汤证，也应与36条"太阳与阳明合病喘而胸满"的麻黄汤证合看，都属太阳阳明表里同病之候。但从36条所谓"不可下"来体会，则其阳明病里证应属热而不应属寒。由于病情矛盾的主要方面在表寒实而不在里热实，故都宜用麻黄汤先解其表。至于34条的葛根黄芩黄连汤证，则是因为太阳阳明表里俱热所致，但因里热重于表热，故本方使用葛根以清表热，而合用黄连、黄芩以清里热，并用甘草以和中护胃。本条以下利不止为主症，即《黄帝内经》所谓"暴注下迫"的热利。由此可见，阳明病里热证，既多里热内结的大便不通症，也有里热下迫的大便下利症，其病机是变化多端的，我们不应抱有成见。

"伤寒，脉浮而缓，手足自温者，是为系在太阴。太阴者，身当发黄，若小便自利者，不能发黄，至七八日大便硬者，为阳明病也。"（192）

"阳明病，脉迟，食难用饱，饱则微烦头眩，必小便难，此欲作谷疸。虽下之，腹满如故，所以然者，脉迟故也。"（200）

"阳明病，无汗，小便不利，心中懊侬者，身必发黄。"（204）

"阳明病，被火，额上微汗出，而小便不利者，必发黄。"（205）

"伤寒发汗已，身目为黄，所以然者，以寒湿在里不解故也，以为不可下也，于寒湿中求之。"（260）

"阳明病，发热汗出者，此为热越，不能发黄也；但头汗出，身无汗，剂颈而还，小便不利，渴引水浆者，此为瘀热在里，身必发黄，茵陈蒿汤主之。"（238）

"伤寒七八日，身黄如橘子色，小便不利，腹微满者，茵陈蒿汤主之。"（261）

"伤寒身黄，发热，栀子柏皮汤主之。"（262）

"伤寒瘀热在里，身必黄，麻黄连轺赤小豆汤主之。"（263）

以上九条黄疸证治，其中204、205、238、261、262、263是属湿热发黄，主要病在阳明，治宜茵陈蒿汤（茵陈蒿、栀子、大黄）或栀子柏皮汤（栀子、黄柏、甘草）或麻黄连翘赤小豆汤（麻黄、连翘、赤小豆、杏仁、甘草、生梓白皮、生姜、大枣）；192、200、260 三条是属寒湿发黄，主要病在太阴，仲景未出方治，一般认为应以《金匮要略》茵陈五苓散为主。从仲景论黄疸于阳明病篇而又首先在 192 条中指出"太阴者，身当发黄"来看，可见发黄是病在太阴和阳明的。又从 200 条"阳明病，脉迟，食难用饱，饱则微烦头眩，必小便难，此欲作谷疸，虽下之腹满如故"来看，可见其"欲作谷疸"并非单纯的阳明病，而是太阴与阳明同病，而且主要是太阴寒湿困脾，这可从其所谓"脉迟"上很清楚地看得出来。正由于本证是因太阴与阳明同病，故"虽下之腹满如故"。以其腹满并非单纯的阳明病，下法只能去阳明之热结，而不能解太阴之湿困，何况病偏寒湿，下法更非所宜。所以仲景在 260 条中明确地指出，寒湿在里的发黄，不可下，当"于寒湿中求之"。当然这只是就太阴寒湿偏胜的黄疸治法而言，若就阳明湿热偏胜的发黄来说则不然，因其阳明之热胜于太阴之湿，病机主要在于阳明，故 238 条和 261 条的阳明病发黄可用茵陈蒿汤以清下之。但应明确认识的是，热胜于湿的阳明病发黄，也是由于太阴之湿郁遏阳明之热而成，并不得以单纯阳明病论。反之，寒湿困脾的太阴病发黄，也不等于说完全没有阳明内蕴之热（如张山雷说："阴黄一证，虽曰虚寒，然亦内有蕴热，故能发现黄色。"），因为湿无热蒸，热无湿遏，一般是不会发黄的，故 238 条说"阳明病，发热汗出者，此为热越，不能发黄也"。其所以会发黄，必因热为湿遏，湿被热蒸，湿热郁滞，排泄不畅。这可从

204 条"阳明病无汗，小便不利……身必发黄"，205 条"阳明病……而小便不利者，必发黄"，238 条"阳明病……但头汗出，身无汗，剂颈而还，小便不利……身必发黄"，261 条"伤寒七八日，身黄如橘子色，小便不利"等条文中很清楚地看得出来的。我认为，一般来说，黄疸是太阴脾湿和阳明胃热郁遏交蒸，由土困而导致木郁，使肝气不得疏泄，胆液不循常道，而逆流入血以弥漫于全身所致。但黄疸有湿热偏胜之分：热胜于湿的，病机主要在阳明胃，其黄疸色较鲜明，并多伴有发热，身无汗，但头汗出剂颈而还，小便不利，大便闭，腹胀满，口渴，舌苔黄腻，脉象滑数等症，治宜清热为主，祛湿为佐，常用茵陈蒿汤（茵陈蒿为治疗湿热黄疸的专药，具有外透、内清、下渗的作用，深合太阴阳明湿热郁遏交蒸的病机。故本方以此为主药，并辅佐大黄、栀子以加强其清泄阳明湿热的效能）。若兼见恶寒、头身痛等太阳表证的，宜合用麻黄连翘赤小豆汤。若兼见往来寒热、胸胁满痛等少阳半表半里证的，宜合用大柴胡汤。湿胜于热的，病机主要在太阴脾，其黄疸色较晦暗，并多伴有微热不渴，小便不利，大便溏而不爽，舌苔白多黄少而腻，脉象濡缓等症，治宜祛湿为主，清热为佐，常用茵陈五苓散。若见但寒不热而脉沉等里虚寒证的，当按三阴辨证论治，分别采用茵陈理中汤、茵陈四逆汤、茵陈吴茱萸汤等方。由此可见，一般所谓阳黄和阴黄的概念，显然不应把眼光局限在阳明和太阴两经上（甚至把阳明和太阴分割开来看），而应扩大到六经去全面地认识它。

三、少阳病证治

少阳病以半表半里寒热错杂证为主证，并以小柴胡汤为主方。这里就其主要条文加以讨论。

"少阳之为病，口苦咽干目眩也。"（264）

本条只能作为少阳病里热证的提纲。如方中行说："口苦咽干，热聚于胆也。眩，目旋转而昏运也。少阳属木，木生火而主风，风火扇摇而燔灼，所以然也。"本证宜用黄芩汤主治。因为本方既用黄芩的苦寒以清泄胆火为主，又用白芍合甘草、大枣的酸甘以养阴柔木息风为佐，深合本证病机的缘故。但本条显然不能作为少阳病半表半里寒热错杂证的提纲，柯韵伯牵强附会地以口、咽目三者属之半表半里，殊不可从。我们只能认为在寒热往来、胸胁满痛的少阳病半表半里寒热错杂证中可以包括口苦咽干目眩之症，而不能认为它是少阳病半表半里寒热错杂证的提纲，这是必须首先予以明确的。

"本太阳病，不解，转入少阳者，胁下硬满，干呕不能食，往来寒热。尚未吐下，脉沉紧者，与小柴胡汤。"（267）

"伤寒五六日，中风，往来寒热，胸胁苦满，默默不欲饮食，心烦喜呕，或胸中烦而不呕，或渴，或腹中痛，或胁下痞硬，或心下悸，小便不利，或不渴，身有微热，或咳者，小柴胡汤主之。"（98）

"血弱气尽，腠理开，邪气因入，与正气相搏，结于胁下。正邪分争，往来寒热，休作有时，默默不欲饮食，脏腑相连，其痛必下，邪高痛下，故使呕也，小柴胡汤主之。服柴胡汤已，

渴者属阳明，以法治之。"（99）

这三条是少阳病半表半里寒热错杂证治的主文。今就其病机、辨证、治法分别加以讨论：

（1）病机：从少阳病篇267条"本太阳病不解，转入少阳者，胁下硬满，干呕不能食，往来寒热"来看，可见少阳病可由太阳病传来；又从99条少阳病"服柴胡汤已，渴者属阳明"来看，可见少阳病可以传入阳明。再从98条"伤寒五六日，中风，往来寒热，胸胁苦满"和99条"血弱气尽，腠理开，邪气因入，与正气相搏，结于胁下，正邪分争，往来寒热"来看，可见少阳病还有由外邪直中其经而成的。

（2）辨证：少阳病半表半里寒热错杂证的主症是"往来寒热，胸胁苦满"或"胁下痞硬"（98），或"胁下硬满"（267），或"胁下满痛"（100）。

往来寒热是因邪入少阳，"与正气相搏"，"正邪分争"于半表半里所致。但注家对"正邪分争，往来寒热"的病机，有的认为是"出与阳争则寒，入与阴争则热"。如唐容川说："邪在腠理，出与阳争则寒，入与阴争则热，故往来寒热。"有的则认为是"出与阳争则热，入与阴争则寒"。如徐忠可说："寒热往来为少阳，邪在半表半里故也。疟邪亦在半表半里，故入而与阴争则寒，出而与阳争则热，此少阳之象也。"其实这是一个问题的两方面，即：前者是从"正邪分争"的邪方面看，这就是说，"出与阳争则寒"为寒邪外束，正阳内敛；"入与阴争则热"为热邪内炽，正阳外张。后者是从"正邪分争"的正方面看，这就是说，"出与阳争则热"为正气向外抗邪，正阳外张；

"入与阴争则寒"为正被邪遏向内，正阳内敛。但其病机关键则在于正阳的内敛或外张，即在正阳内敛时，则邪胜而恶寒，而在正阳外张时，则正胜而发热（如陈修园说："邪正不两立，则分争，正胜则热，邪胜则寒。"）。由于"正邪分争"于少阳半表半里的阴阳交界之处，时而出阳，时而入阴，所以呈现往来寒热之症。正如尤在泾所说的："少阳者，阴阳之交也……阴阳出入，各有其时，故寒热往来，休作有时也。"至于"往来寒热"的"休作有时"，应当包括有定时的和无定时的发作两种情况在内。有人认为，往来寒热有定时的发作为疟疾，无定时的发作则属少阳。这种认识是不够确切的。因为疟疾是一个病名，而往来寒热则是伤寒六经辨证纲领中属于少阳的一个主要的症名。疟疾从六经辨证纲领来看，虽多不离少阳，但常兼涉其他各经，甚至不以少阳而以他经的面目出现。典型的疟疾，其往来寒热固然是发有定时的；但不典型的疟疾，其往来寒热则是不规则地发无定时的；而且还有是但寒不热或但热不寒的。因此不能说往来寒热发无定时的只属少阳而非疟疾。少阳是六经辨证纲领之一，它不仅适用于疟疾这个病，而且还适用于其他多种病。少阳主症"往来寒热"的"休作有时"，虽有有无定时发作之分，而其属于"正邪分争"在少阳半表半里，时而出阳，时而入阴则一，所以只要现有此症，便可判定其病在少阳。但因它不仅可以见于疟疾病中，而且可以见于其他多种病中，所以又不能但据此症便断为疟疾，同时也就不能认为往来寒热有定时的发作便非少阳而是疟疾。

胸胁苦满是因邪入少阳，"结于胁下"（少阳经脉行身之侧而主胁），少阳经腑之气不舒所致。若甚而至于其气不通的，则其胸胁必满而且痛。如其无形之寒热与有形之痰饮等邪相结的，则必胁下痞硬满痛。

至于所以会出现喜呕、默默不欲饮食、心烦等症，则是因为风木夹火内扰，以致胃土不和，心神不安之故。又少阳病篇266条所谓"脉弦细"，脉弦为少阳病本脉，脉细为少阳初病寒束半表所致，不可作血虚解。一般来说，少阳病多见弦脉，发热时多浮弦而数，恶寒时多沉弦而细。若无形之邪与有形之邪相结而致"胁下硬满"（如267条）的，则见脉沉紧。又98条所提出的一些或然症，则是因为少阳病涉他经之故。如所谓"身有微热，或咳，或不渴"和"或心下悸，小便不利"等，就是因为少阳病兼太阳表寒或里所致，所谓"或渴，或腹中痛"等，就是因为少阳病兼阳明里热或太阴里虚所致。

（3）治法：由于少阳病位在半表半里，病性属寒热虚实错杂，因而在治法上，不但禁汗、吐、下，并不可单行温、清、消、补，而只能采用和法。小柴胡汤以柴胡和解少阳半表半里之邪为主，余药则调其寒热虚实，既突出重点，又照顾全面，故为少阳病半表半里寒热虚实错杂证的主方。至其方后加减法：①若胁下痞硬的，应去大枣，加牡蛎以化痰利水软坚解结；②若兼太阳表寒里水而见微热、不渴而咳的，应去人参、生姜、大枣，加桂枝、干姜、五味子协同半夏以解散表寒，温化里饮；若兼太阳里水而见心下悸、小便不利的，应去黄芩，加茯苓以利水；③若兼阳明里热而见口渴的，应去半夏，加瓜蒌根以生津润燥；④若兼太阴里虚而见腹中痛的，应去黄芩，加白芍协同参、草、姜、枣以补中止痛（可与102条"腹中急痛"证治合参）。

小柴胡汤方

柴胡半斤，黄芩三两，人参三两，半夏（洗）半升，甘草（炙），生姜（切）各三两，大枣（擘）十二枚。

上七味，以水一斗二升，煮取六升，去滓，再煎取三升，日三服。若胸中烦而不呕者，去半夏、人参，加瓜蒌实一枚；若渴，去半夏，加人参合前成四两半、瓜蒌根四两；若腹中痛者，去黄芩，加芍药三两；若胁下痞硬，去大枣，加牡蛎四两；若心下悸，小便不利者，去黄芩，加茯苓四两；若不渴，身有微热者，去人参，加桂枝三两，温覆微汗愈；若咳者，去人参、大枣、生姜，加五味子半升、干姜二两。

"太阳与少阳合病，自下利者，与黄芩汤；若呕者，黄芩加半夏生姜汤主之。"（177）

本条只提到呕利症，而云太阳与少阳合病，并予治里不治表的黄芩汤，显然文有错脱，不应随文衍义，而应深入领会其精神实质。本条既属太阳与少阳合病，必有两经同病之症。而从其治以里药黄芩汤来看，其少阳证必是里证，而非半表半里证；从主治少阳病半表半里寒热错杂证的小柴胡汤方以柴胡疏散半表之寒和黄芩清解半里之热为主药来看，黄芩汤即小柴胡汤去柴胡、半夏、生姜、人参加白芍而成，显然功在少阳之里，只能主治少阳里热证。而少阳里热证，则应以上述口苦咽干目眩为主。因此，我认为口苦咽干目眩是少阳病里热证的主症，而黄芩汤则是少阳病里热证的主方。当然黄芩汤对"自下利"的热痢也确有良效，而且是后世治痢的祖方，不仅不可忽略，还应结合四逆散治"泄利下重"和白头翁汤治"热利下重"来对照研究。

少阳病兼变证治遍涉其他各经，这里就其主要条文略加讨论。

"伤寒四五日，身热恶风，颈项强，胁下满，手足温而渴者，小柴胡汤主之。"（101）

"伤寒六七日，发热，微恶寒，肢节烦痛，微呕，心下支结，外证未去者，柴胡桂枝汤主之。"（151）

"伤寒五六日，已发汗而复下之，胸胁满微结，小便不利，渴而不呕，但头汗出，往来寒热，心烦者，此为未解也，柴胡桂枝干姜汤主之。"（152）

这三条都属少阳病兼太阳的证治，应合参。少阳病在半表半里，本禁单纯从表发汗，但因证兼太阳表寒，又不得不汗，故仲景在151条中选用汗法中的和剂桂枝汤协同小柴胡汤以双解之。又因小柴胡汤方本身也稍兼有解表作用（如107条所谓"先宜服小柴胡汤以解外"），所以101条的太少同病，由于病情矛盾的主要方面在少阳，故但主以小柴胡汤治其少阳，而不必另加太阳药。至于152条的少阳病兼太阳，则是由于夹有痰水内结，故用柴胡桂枝干姜汤（柴胡、桂枝、干姜、黄芩、甘草、牡蛎、瓜蒌根）在和解兼汗中除其痰水。

"太阳病，过经十余日，反二三下之，后四五日，柴胡证仍在者，先与小柴胡汤；呕不止，心下急，郁郁微烦者，为未解也，与大柴胡汤下之则愈。"（106）

"伤寒十三日，不解，胸胁满而呕，日晡所发潮热……潮热者，实也。先宜服小柴胡汤以解外，后以柴胡加芒硝汤主之。"（107）

"伤寒十余日，热结在里，复往来寒热者，与大柴胡汤……"（140）

"阳明病，发潮热，大便溏，小便自可，胸胁满不去者，与小柴胡汤。"（232）

"阳明病，胁下硬满，不大便而呕，舌上白胎者，可与小柴胡汤……"（233）

"阳明中风，脉弦浮大，而短气，腹部满，胁下及心痛，久按之气不通，鼻干，不得汗，嗜卧，一身及目悉黄，小便难，有潮热，时时哕，耳前后肿。刺之小差，外不解。病过十日，脉续浮者，与小柴胡汤……"（234）

这七条都属少阳与阳明同病的证治，应合参。少阳病在半表半里，本禁单纯从里攻下，但如少阳病兼阳明热结里实的，又可用大柴胡汤（即小柴胡汤去人参、甘草，加大黄、枳实、白芍）在和解中兼下（如106、140、170条）。如其证实中有虚而燥结较甚的，则用小柴胡汤在和解半表半里寒热虚实中加芒硝以润燥通结（如107条）。如阳明病兼少阳而病机重点在少阳的，则但用小柴胡汤和解（如232、233、234条）。

"伤寒，阳脉涩，阴脉弦，法当腹中急痛，先与小建中汤；不差者，小柴胡汤主之。"（102）

本条小柴胡汤所主治的伤寒脉弦、腹中急痛，是属少阳病传太阴，木郁土中所致。如喻嘉言说："弦为少阳之本脉……腹痛乃邪传太阴也。"由于本方不仅能疏木（柴胡），而且能培土（参、甘、姜、枣），故能主治本证。但如结合98条小柴胡汤方后所谓"若腹中痛者，去黄芩，加芍药三两"来看，则本条用本方也应按此加减为妥。因为方中黄芩苦寒能泻土，而白芍则能柔木止痛之故。至于本条"腹中急痛，先与小建中汤；不差者，小柴胡汤主之"，则是因为太阴土虚病情急于少阳木郁，当先用小建中汤以培补太阴土虚。如经先与小建中汤不瘥的，则应主以小柴胡汤疏和其少阳木郁。

"伤寒八九日，下之，胸满烦惊，小便不利，谵语，一身尽重，不可转侧者，柴胡加龙骨牡蛎汤主之。"（110）

本条是属少阳病传厥阴并涉及少阴的证治。伤寒经过八九日不解，病由少阳内传厥阴，风木不宁，不仅内扰肝魂，而且上扰心神，故现烦惊谵语等症。又其胸满而至一身尽重不可转侧，可知必因胸胁满痛所致。故张路玉说："一身尽重者，邪气结聚痰饮于胁中，故令不可转侧，主以小柴胡汤和解内外，逐饮通津，加龙骨、牡蛎以镇肝胆之惊。"龙骨、牡蛎不仅能镇肝宁魂，也能镇心安神，未可偏执。

四、太阴病证治

太阴病以脾脏里寒虚证为主证，并以理中汤为主方。这里就其有关条文加以讨论。

"太阴之为病，腹满而吐，食不下，自利益甚，时腹自痛。若下之，必胸下结硬。"（273）

本条为太阴病脾脏里寒虚证的证候提纲。平素脾脏阳虚而生有内湿之人，伤寒传经或直中其脏，寒与湿合，内扰胃肠，壅于中则腹满时痛，逆于上则吐食不下，趋于下则自下利。本条"自利益甚"，应移在"若下之"句后（或将"益甚"二字移接"若下之"三字下），文理始顺。这就是说，医见"腹满而吐，食不下"之症，误认太阴脾虚为阳明胃实而下之，故其"自利益甚"。这里又应与下文277条"自利不渴者，属太阴"合看，从而可知太阴病本自不利，如果误下，必致"自利益甚"。至于"必胸下结硬"，又可与168条"心下痞硬"合参，因为它们都属误下损伤脾阳，以致寒湿浊阴之邪凝结胃脘所致。

"自利不渴者，属太阴，以其脏有寒也，当温之，宜服四逆辈。"（277）

"霍乱，头痛发热，身疼痛，热多欲饮水者，五苓散主之；寒多不用水者，理中丸主之。"（385）

理中丸（汤）方

人参、干姜、甘草（炙）、白术各二两。

上四味，捣筛，蜜和为丸如鸡子黄许大，以沸汤数合和一丸，研碎，温服之，日三四、夜二服。腹中未热，益至三四丸，然不及汤。汤法：以四物依两数切，用水八升，煮取三升，去滓，温服一升，日三服。若脐上筑者，肾气动也，去术加桂四两。吐多者，去术加生姜三两。下多者，还用术。悸者，加茯苓二两。渴欲得水者，加术足前成四两半。腹中痛者，人参足前成四两半。寒者，加干姜足前成四两半。腹满者，去术加附子一枚。服汤后，如食顷，饮热粥一升，微自温，勿发揭衣被。

"大病差后，喜唾，久不了了，胸上有寒，当以丸药温之，

宜理中丸。"（395）

太阴病的主症是腹满时痛，吐利不渴，食不下（如273和277条），脉迟（如200条）缓（如278条）弱（如280条）。太阴病的主方，后世注家一致认为是理中汤。但此方不见于太阴病篇，而见于霍乱病及差后劳复病篇。因此，必须把它们结合起来，才能使其方证相符。277条"自利不渴者，属太阴，以其脏有寒也，当温之"，明确地指出了太阴脾脏虚寒的病机及其主症和治法。至于其所谓"宜服四逆辈"，则应结合164条"医以理中与之……理中者，理中焦"和385条霍乱"寒多不用水者，理中丸主之"来考虑，从古本《伤寒杂病论》改为"宜服理中四逆辈"，并以理中汤为主，此方用干姜温脾以祛寒，白术燥脾以化湿，人参和炙甘草补中益气，故能主治太阴病脾脏里寒虚证，而成为太阴病的主方。

关于《伤寒论》中的霍乱病问题。首先必须明确的是，本论霍乱病是属阴寒证。从其十条证治来看，约可分为四法，即：①霍乱吐利而"寒多不用水者"，宜用理中汤法；②霍乱吐利而"热多欲饮水者"，宜用五苓散法；③霍乱吐利而肢厥脉微的，宜用四逆汤法；④霍乱吐利止而身痛不休者，宜用桂枝汤法。这四法，不仅理中、四逆、桂枝三法属温法，即五苓亦属利水剂中的温法，可见其是属阴寒证无疑（但后世论霍乱病则有阴阳寒热之别，并以湿为主因，从阴化寒的则为寒湿的阴寒霍乱，治宜温化寒湿，多用姜附剂；从阳化热的则为湿热的阳热霍乱，治宜清解湿热，多用芩连剂）。从其385条所谓霍乱吐利而"寒多不用水"来看，它是和太阴病篇273、277条所谓腹满时痛吐利不渴食不下基本相同的。所不同的主要是腹痛的有无，即一则有腹痛，一则无腹痛。一般来说，腹痛为太阴、阳明共有之症，当按寒热虚实辨证论治。腹痛属寒的，多伴有苔白脉迟；腹痛属热的，多伴有苔黄脉数；腹痛属虚的，时痛时止而喜按，其脉必无力；腹痛属实的，痛而拒按，邪不去则痛不除，其脉必有力。而其属热属实的腹痛，多为阳明病；属寒属虚的腹痛，多为太阴病。腹痛主要是因邪气阻滞于胃肠，正气为了驱逐邪气而与之相搏，气机欲通不通而发生的。故腹痛不仅表明邪气阻滞于胃肠，而且显示正气尚能与邪气相搏。病在阳明属热属实的腹痛，由于正气抗邪力量较强，邪正相争剧烈，所以腹痛不止；病在太阴属寒属虚的腹痛，由于正气抗邪力量较弱，所以腹痛时作时止；甚至邪胜正负，正气无力与邪气抗争，则无腹痛。从霍乱病篇不载腹痛来看，可见是因寒湿犯中，太阴脾阳虚极，无力与邪抗争所致。这种太阴脾脏虚寒的重证，常因病并少阴而见肢厥脉微等危候，后人多在理中汤中加入附子，治理中、四逆于一炉，以两温脾肾。至于385条的"霍乱，头痛发热，身疼痛"，既说"热多欲饮水者，五苓散主之"，又说"寒多不用水者，理中丸主之"，则是因为霍乱吐利初起，多见表里同病之证，即既有太阴里寒证，又有太阳表寒证。这就需根据其病情的缓急而定治法；即：里证急于表证的，应先用理中汤以温化太阴里寒，亦有里寒解除而表寒随解的；若里证除而表证不解，如386条所谓霍乱"吐利止，而身痛不休者"，则继用桂枝汤调和荣卫以解表；若太阳表证显著而太阴里证并不太急重的，则可用五苓散以双解其表里，即既用桂枝以发散表之寒邪，又用术、苓、猪、泽以燥利里之湿邪。至于395条"胸上有寒"，是说大病瘥后脾胃虚寒。"喜唾，久不了了"，是说口中时吐痰水。但因病情轻缓，故只须理中丸以温化脾胃虚寒。

"发汗后，腹胀满者，厚朴生姜半夏甘草人参汤主之。"（66）

腹胀满为太阴、阳明共有之症，阳明病的腹胀满属里热实证，宜下以承气汤；太阴病的腹胀满属里寒虚证，宜温以理中汤。本条腹胀满，从其温以朴姜夏草参汤来看，自应属之于太阴病范畴。但本方所主治的太阴病腹胀满（不减）是属邪（寒湿）多虚少之候，故其方重用厚朴（半斤）、半夏以温中燥湿、行气导滞为主，稍用人参和炙甘草以补中益气为佐。这和理中汤所主治的太阴病腹胀满（时减），证偏于虚，方偏于补者相比较，又有所不同。

太阴病既可兼涉及太阳，也可兼涉及阳明；既可传变入阳明，也可传变入少阴。这里就其有关条文略加讨论。

"太阴病，脉浮者，可发汗，宜桂枝汤。"（276）

太阴病初起，现有太阳病脉浮等表证的，可用桂枝汤主治。由于桂枝汤方既能扶助卫阳以解散在表之风寒，又能补益中气以调理脾胃之升降，故为太阴病兼太阳而太阴里证尚轻的良方。

"太阳病，外证未除，而数下之，遂协热而利，利下不止，心下痞硬，表里不解者，桂枝人参汤主之。"（168）

本条为太阳病多次误用承气汤寒下，损伤脾阳，以致病传太阴而见下利不止，心下痞硬（应与273条"若下之，必胸下结硬"合看）之里证。但因太阳表证未除，故"协热（指发热表证）而利"。又因其"表里不解"而里证重于表证，所以桂枝人参汤（即理中汤加桂枝）中用理中汤温太阴之里为主，加桂枝解太阳之表为佐。

"本太阳病，医反下之，因尔腹满时痛者，属太阴也，桂枝加芍药汤主之；大实痛者，桂枝加大黄汤主之。"（279）

279 条为太阳病转属太阴的证治。桂枝加芍药汤所主治的太阴病腹满时痛，应与 273 条太阴病腹满时痛对照。彼属太阴阳虚证，宜理中汤以温阳；此属太阴阴阳两虚（阳虚为主）证，宜用桂枝加芍药汤以温阳为主，而兼滋阴。更应与 102 条小建中汤所主治的"腹中急痛"而"阳脉涩，阴脉弦"者合参。从小建中汤即桂枝加芍药汤再加饴糖可见，桂枝加芍药汤方虽无建中之名，但有建中之实，只是未用饴糖，其力较弱而已。桂枝加大黄汤所主治的腹大实痛，是属太阴脾虚兼阳明胃实之候，故用桂枝加芍药汤以治太阴脾虚，加大黄以治阳明胃实。有的注家认为本证是太阳病并阳明的表虚里实证，故用桂枝汤以治太阳表虚，加大黄以治阳明里实。虽亦言之成理，但因本方是在桂枝加芍药汤方的基础上加大黄，而非桂枝汤方加大黄，所以又当别论。

"伤寒脉浮而缓，手足自温者，系在太阴，太阴当发身黄；若小便自利者，不能发黄，至七八日，虽暴烦下利日十余行，必自止，以脾家实，腐秽当去故也。"（278）

"伤寒，脉浮而缓，手足自温者，是为系在太阴。太阴者，身当发黄，若小便自利者，不能发黄，至七八日，大便硬者，

为阳明病也。"（192）

关于太阴病发黄问题，已详上述阳明病中，不再重复。这里需要指出的是，太阴病的两种不同转归，即：①太阴病阴证回阳，正胜邪退的则病愈。如 278 条所谓"脾家实，腐秽当去"是其例。②太阴病由阴转阳，燥化成实的则为阳明病。如 192 条所谓太阴病"至七八日，大便硬者，为阳明病也"是其例。

"伤寒，其脉微涩者，本是霍乱，今是伤寒，却四五日，至阴经上，转入阴必利，本呕下利者，不可治也。欲似大便，而反失气，仍不利者，此属阳明也，便必硬，十三日愈，所以然者，经尽故也。下利后，当便硬，硬则能食者愈，今反不能食，到后经中，颇能食，复过一经能食，过之一日当愈，不愈者，不属阳明也。"（383）

伤寒中的霍乱，是一种危重病证。本条指出"伤寒，其脉微涩，本是霍乱"的"其脉微涩"，是属阴邪极盛而正阳虚甚之候。"至阴经上，转入阴必利"，当是指伤寒邪至太阴经上的"自利"而言。"欲似大便，而反失气，仍不利者，此属阳明也，便必硬"，则是指伤寒邪至阳明经上的大便硬而言。"下利后当便硬"，则是指"自利"的太阴病转化为"大便硬"的阳明病而言。可见大便的"硬"或"利"是观察阳明病和太阴病的阴阳变化的重要标志之一，从中可以看出阳明与太阴相表里的密切关系，其病在一定条件下是可以互相转化的。又从霍乱吐利多见肢厥脉微的四逆汤证来看，可见《伤寒论》中的霍乱，虽然主要病在太阴，但常并入少阴，而成为太少同病的阴寒重证。

五、少阴病证治

少阴病以心肾里寒虚证为主证，并以四逆汤为主方。《伤寒论》对少阴病寒化证治的论述虽然颇为详备，但对少阴病热化证治的论述则较为简略，当于后世温病学中求之。因此，这里着重就其寒化证治条文加以讨论。

"少阴之为病，脉微细，但欲寐也。"（281）

本条为少阴病心肾里寒虚证的脉症提纲。平素心肾阳气不足之人，伤寒传经或直中其脏，阴盛阳衰，其阳气不足以充达血脉则"脉微细"，其阳气不足以充养头脑则"但欲寐"。"脉微细"应结合起来看，是因微而细，即阳气衰微，不足以鼓动血行，充盈脉管，以致脉中血少而现细象；不应分割开来看，认为微是阳气虚，细是阴血虚，乃阴阳气血俱虚所致。"但欲寐"并非真的熟睡，而是由于阴盛阳虚，以致精神衰疲不振，其状似睡非睡，似醒非醒。它既不同于邪退正安的熟睡，也不同于热盛神昏的昏睡。我们不但不能按照张路玉所说的"少阴属水主静，即使热邪传至其经，在先之脉虽浮大，此时亦必变为沉细，在先之证虽烦热不宁，此时亦必变为昏沉嗜卧"去理解，而且应从程郊倩"少阴病六七日前，多与人以不觉，但起病喜厚衣近火，善瞌睡。凡后面亡阳发躁诸剧证便伏于此处矣，最要提防"的注解中提高警惕。

"少阴病，欲吐不吐，心烦但欲寐，五六日自利而渴者，属少阴也，虚故引水自救；若小便色白者，少阴病形悉具，小便白者，以下焦虚有寒，不能制水，故令色白也。"（282）

本条是紧承上条少阴病里寒虚证提纲而做进一步的辨证。程郊倩说："人身阴阳中分，下半身属阴，上半身属阳，阴盛于下则阳扰于上……下寒甚则闭藏撤矣，故下利，上热甚则津液亡矣，故渴，虚故引水自救，非徒释渴字，指出一虚字来，明其别于三阳证之实邪作渴也。然则此证也，自利为本病，溺白正以征其寒，故不但烦与渴以寒断，即从烦渴而悉及少阴之热证，非戴阳即格阳，无不可以寒断，而从温治。烦症不尽属少阴，故指出但欲寐来，渴证不尽属少阴，故指出小便白来，结以下焦虚有寒，教人上病在下也。"少阴病烦渴，虽多见于热化证中，如303条黄连阿胶汤所主治的"心中烦，不得卧"和319条猪苓汤所主治的"咳而呕渴，心烦不得眠"等，但有时在寒化证中也可见到，如本条。程氏指出本条烦与渴以寒断而从温治，深合文旨。因为本条少阴病烦渴与但欲寐、小便白同时出现，并明文归结为"下焦虚有寒"之故。这和上述两条少阴病热化证的烦渴不得眠是似同实异。从而可知本条少阴病的但欲寐、小便白是真寒，而其烦渴是假热。程氏把烦渴联系到戴阳、格阳来注释，更有必要。因为在少阴病寒化证中本来就存在着阴寒内盛而阳气衰沉和阴寒内盛而阳气浮越两种主要病机。至于本条所谓"自利而渴者，属少阴也"，有的注家把它同277条"自利不渴者，属太阴"对比，认为"自利不渴者"属太阴寒利，"自利而渴者"属少阴热利，前者固是，后者则非。因为本条明文指出小便色白，下焦虚有寒，显属寒利。若属热利，则其利必暴注下迫而尿色黄赤且有灼热感，必不同于本条寒利之"澄澈清冷"。其所谓口渴引水自救，是因在先之自利夺去了体内之水，故引体外之水以自救。但因少阴阴盛阳衰，体内环境寒冷，而水之气为寒，故其渴必喜热饮且难多饮，甚至"索水到前，复置不饮"（见喻嘉言《寓意草》治徐国桢少阴阴盛格阳验案），这和阳明阳盛阴虚的大渴喜冷饮且能多饮（如173条"欲饮水数升"）者相比是大不相同的。这里还需指出的是，少阴病里寒虚证多从太阴病里寒虚证传来，即使是伤寒直中的少阴里寒虚证，也多包含着太阴虚寒在内。这是因为少阴肾（心）火能生脾（胃）土，它们有极其密切的母子关系，常常子病及母或母病及子之故，而这也是少阴病里寒虚证中常常见到太阴虚寒的吐利症的理由所在，也就是少阴病里寒虚证主方四逆汤温补少阴阳气中包含着温补太阴阳气在内的理由所在。

"少阴病，脉沉者，急温之，宜四逆汤。"（323）

四逆汤方

甘草二两（炙），干姜一两半，附子一枚（生用，去皮，破八片）。

上三味，以水三升，煮取一升三合，去滓，分温再服。强人可大附子一枚，干姜三两。

"脉浮而迟，表热里寒，下利清谷者，四逆汤主之。"（228）

"大汗出，热不去，内拘急，四肢疼，又下利厥逆而恶寒者，四逆汤主之。"（352）

"大汗，若大下利而厥冷者，四逆汤主之。"（353）

"呕而脉弱，小便复利，身有微热，见厥者难治，四逆汤主之。"（376）

"吐利汗出，发热恶寒，四肢拘急，手足厥冷者，四逆汤主之。"（387）

"既吐且利，小便复利而大汗出，下利清谷，内寒外热，脉微欲绝者，四逆汤主之。"（388）

"恶寒脉微而复利，利止亡血也，四逆加人参汤主之。"（384）

"发汗，若下之，病仍不解，烦躁者，茯苓四逆汤主之。"（69）

"少阴病，下利清谷，里寒外热，手足厥逆，脉微欲绝，身反不恶寒，其人面色赤，或腹痛，或干呕，或咽痛，或利止脉不出者，通脉四逆汤主之。"（317）

"下利清谷，里寒外热，汗出而厥者，通脉四逆汤主之。"（369）

"吐已下断，汗出而厥，四肢拘急不解，脉微欲绝者，通脉四逆加猪胆汁汤主之。"（389）

"少阴病，下利，白通汤主之。"（314）

"少阴病，下利，脉微者，与白通汤。利不止，厥逆无脉，干呕烦者，白通加猪胆汁汤主之。服汤，脉暴出者死，微续者生。"（315）

"下之后，复发汗，昼日烦躁不得眠，夜而安静，不呕，不渴，无表证，脉沉微，身无大热者，干姜附子汤主之。"（61）

这十四条少阴病寒化证，其中就包含着少阴阴寒内盛而阳气衰沉甚至阳气浮越的两种病机在内。少阴阴寒内盛而阳气衰沉的临床表现是内外俱寒：如脉沉迟弱微细甚至脉微欲绝或脉不出（无脉），身寒肢厥，踏卧欲寐，小便清白，吐利腹痛甚至下利清谷等。少阴阴寒内盛由阳气衰沉而发展成为阳气浮越（即格阳、戴阳）的临床表现是内寒外热：如上症而身热不恶寒，其人面色赤，烦躁，口渴，干呕，咽痛等。少阴病内（里）寒外（表）热的明文有四条，即：四逆汤所主治的228条的"表热里寒"和388条的"内寒外热"；通脉四逆汤所主治的317条和369条的"里寒外热"。至于61、69两条的少阴病烦躁，亦属真寒假热之候。但在这里必须指出，少阴病内（里）寒外（表）热有两种情况：一种是少阴阴盛于内，格（戴）阳于外（上）的真寒假热证，已如上述；另一种是寒中少阴而外连太阳，既有少阴里寒证，又有太阳表热（发热）证的太少两感证，如387条的发热恶寒而吐利肢厥，就是因为太阴霍乱病兼太阳而又传入少阴所致（但典型的太少两感证为301条的麻黄细辛附子汤证）。今就少阴阴寒内盛而阳气衰沉甚至阳气浮越的临床表现加以分析：

少阴阴寒内盛而阳气衰沉的内外俱寒证应以脉沉微细，蜷卧欲寐，小便清白为特征。必须具此特征，才能称之为少阴病里寒虚证。至于无热恶寒的肢厥，则为三阴病里寒虚证所共有，例如太阴病寒厥的甘草干姜汤证、少阴病寒厥的四逆汤证、厥阴病寒厥的当归四逆汤证等。又其吐利腹痛甚至下利清谷，则属太阴阴盛，脾阳衰微，以致胃肠虚寒之候。或谓下利清谷（即水还水、谷还谷的下利"澄澈清冷"之意）为太阴虚寒发展到少阴虚寒的确证之一，但仍须具有上述少阴虚寒的特征才能断定，否则，仍当以太阴病论。

少阴阴寒内盛而阳气浮越的内寒外热证的身热不恶寒是少阴阴盛格阳于外之候，其人面色赤是少阴阴盛于下而戴阳于上之候，这是少阴病阴寒已极，微阳不能内守，而向上向外飞越的假热之象。但应指出，少阴肾（命）阳为人身诸阳之本，少阴阴盛阳衰而至格阳、戴阳，则人身诸阳因其根本动摇，失所凭依，亦必随之而上飞外越，所以出现通身发热之症。其中尤以心和胃方面的表现较为显著，如心之虚阳浮越则烦躁（甚至神昏、谵语、发狂），胃之虚阳浮越则面赤、干呕、咽痛（还多见口渴、脉大）。本证身热面赤的外热症与阳明病里热实证极其近似，虽然在出现如 317 条的下利清谷、手足厥逆、脉微欲绝等内寒证时不难鉴别，但在外之假热现象显著，而内之真寒现象隐微时则易被忽略。例如 11 条所谓"病人身大热，反欲得衣者，热在皮肤，寒在骨髓也"，这就须辨证精细，及时发现其隐微的"反欲得衣"，才不致为其显著的"身大热"所迷惑。又从 315 条所述少阴病的脉象由微而无又由无而暴出或微续来看，显然可见先是由于少阴阴盛阳衰而"脉微"，继则由于微阳为阴寒所闭阻而"无脉"，后来由于服了温通阳气的白通汤而出现"暴出"或"微续"两种相反的情况。所谓"微续"是由无脉而继续出现微弱脉，乃真阳渐复之象，所以说"微续者生"；所谓"暴出"，当是由无脉而忽然洪大，即后世所比喻的"回光返照""灯黑复明"之象，亦即大病临死前的挣扎，所以说"脉暴出者死"。但 315 条因"厥逆无脉"而"服汤脉暴出者死"和 317 条因"利止脉不出"而服汤"其脉即出者愈"是似同实异的。因为"脉即出"并不等于"脉暴出"，"脉暴出"与脉微续是相对的，而"脉即出"则可"微"可"暴"，脉即微出者生，脉即暴出者死。317条通脉四逆汤方后所谓服后"其脉即出者愈"，当是脉微续出，而非脉暴出，实未可与315条所谓"服汤脉暴出者死"混言不辨。至于格（戴）阳证是否大汗出，有些前人根据本论格（戴）阳证主文317条，认为是微阳将脱未脱，尚未至大汗出，如果大汗一出，即不可救。但如从亡阳虚脱证必大汗出并可用参附龙牡汤等方挽救来看，则格（戴）阳证大汗出，只能认为是由格（戴）阳发展到脱阳的更加严重的危候，而不能认为是决不可救的必死之证。

　　少阴病里寒虚证的主方是四逆汤。此方以生附子温补心肾尤其命门阳气为主，并用干姜、炙甘草温补脾胃阳气为佐，而附子与干姜相配，既能温壮元阳，又能温化阴寒。它不仅能主治少阴阴寒内盛而阳气衰沉的里寒虚证，即对少阴阴寒内盛而阳气浮越的格（戴）阳证来说，由于本方主药有走而不守的生附子和守而不走的干姜、炙甘草相配合，具有峻温回阳作用，因而能在"散阳不返"的险境中"迎阳归舍"。只是由于后者病情更重于前者，故其方药用量应适当加重而已。由此可知，这就是主治少阴阴盛格（戴）阳证的通脉四逆汤方药味与四逆汤方相同，而用量前者重于后者的理由所在。至于四逆汤方的加减问题，虽然前人见解不一，但从临床实际来看：①人参具有大补先后天元气以固脱的作用，而少阴病是"生死关"，尤其在格阳、戴阳之际，此药必须加用。②葱白既能散寒解表，又能通阳回阳，故可用于少阴伤寒的阴盛格（戴）阳证。有的注家认为葱白发散，断不可用于浮阳将脱的格（戴）阳证。虽然值得注意，但如用于四逆加人参汤中，又未尝不可。③茯苓具有宁心安神作用，而且性味和平，对烦躁的阴证或阳证都有效。这就是69条太阳病传少阴，由于阴盛阳衰而现烦躁之所以用四逆汤加茯苓的理由所在（又有的注家根据此方中有人参而认为四逆汤方中本有人参，亦可供参考）。④猪胆、人尿苦咸而寒，其性下行，主治格（戴）阳证的通脉四逆汤和白通汤加之，前人大都认为是反佐之意，但在临床上不加亦效，因而并非必加之药。⑤炙甘草具有补中益气和补心安神作用，而且其性柔缓，用以辅佐姜、附之刚燥，是有必要的。白通汤和干姜附子汤两方，只用姜、附而不配甘草，则其峻温之力更猛，但其回阳之力是否更大，则尚待研讨。

"少阴病，二三日不已，至四五日，腹痛，小便不利，四肢沉重疼痛，自下利者，此为有水气，其人或咳，或小便利，或下利，或呕者，真武汤主之。"（316）

真武汤方

附子一枚（炮，去皮，破八片），茯苓三两，芍药三两，白术二两，生姜三两（切）。

上五味，以水八升，煮取三升，去滓，温服七合，日三服。若咳者，加五味子半升、细辛一两、干姜一两；若小便利者，去茯苓；若下利者，去芍药，加干姜二两；若呕者，去附子，加生姜足前半斤。

"太阳病发汗，汗出不解，其人仍发热，心下悸，头眩，身瞤动，振振欲擗地者，真武汤主之。"（84）

"少阴病，得之一二日，口中和，其背恶寒者，当灸之，

附子汤主之。"（304）

附子汤方

附子二枚（炮，去皮，破八片），茯苓三两，人参二两，白术四两，芍药三两。

上五味，以水八升，煮取三升，去滓，温服一升，日三服。

"少阴病，身体痛，手足寒，骨节痛，脉沉者，附子汤主之。"（305）

"少阴病，下利便脓血者，桃花汤主之。"（306）

桃花汤方

赤石脂一斤（一半全用，一半筛末），干姜一两，粳米一升。

上三味，以水七升，煮米令熟，去滓，温服七合，纳赤石脂末方寸匕，日三服。若一服愈，余勿服。

"少阴病，二三日至四五日，腹痛，小便不利，下利不止，便脓血者，桃花汤主之。"（307）

以上六条三方，真武汤方和附子汤方所主治的亦属少阴阴寒内盛而阳气衰沉之证；桃花汤方所主治的则属少阴阳虚，下焦不固，气不摄血之证。

真武汤证

316 条明言"此为有水气"，自属少阴水气为病。由于肾为水脏，肾阳衰微，不能制水，以致水气泛滥于内外上下，盛于体表则四肢沉重疼痛，逆于肺胃则咳呕，阻于脾土则腹痛，趋于肠间则下利，滞于膀胱则小便不利。因其病根在肾，故宜真武汤方以附子补火制水为主，并配白术、生姜、茯苓以培土利水为佐。至其所配白芍，既能利水，又能止痛。84条是因太阳病传少阴，少阴火衰水盛，以致出现悸眩瞤振等症。其所以"仍发热"者，是太阳之表未解，并非少阴之阳外越。但因病机主要在少阴之里，故宜用真武汤温阳利水。这里还有必要提出讨论的是少阴涉及厥阴的病机问题。一般对温病少阴阴（水）虚阳（火）亢，由于水不涵木，引起厥阴风木内动，由少阴温病的加减复脉汤证发展成为厥阴温病的大定风珠证，是毫不怀疑的，但对伤寒少阴阴（水）盛阳（火）衰，水反侮木，引起厥阴风木内动，则谈得较少。其实如上所述的少阴病真武汤证，由于火衰水盛所致的悸眩瞤（并可与38条"筋惕肉瞤"合看）振（并可与67条"身为振振摇"合看）等症，如果但从少阴火衰水盛去解释，是难以令人满意的，因为这些症状都具有动摇的特点，而火衰水盛则应主静而不应主动。这就只有从少阴火衰水盛，水反侮木，引起厥阴风木内动去解释。也就是说，真武汤所主治的悸眩瞤振，是因少阴火衰水盛，引起厥阴风动所致，故宜其方温阳利水以息风。因此，必须明确，厥阴肝风内动有阴阳之别，肝之阳风内动的虚热证，治宜滋阴以息风；肝之阴风内动的虚寒证，治宜温阳以息风。

附子汤证

304条以"背恶寒"为其主症之一，由于背为太阳和督脉共主之地，故背恶寒有表里之分，表则太阳，里则少阴（肾阳贯于督脉）。但少阴病的背恶寒，必须具有"脉微细，但欲寐"等临床特征，否则就不一定是少阴病。至其所谓"口中和"，无论是从口不燥渴（可与174条白虎汤证"背微恶寒"而"口燥渴"者对照）还是口淡无味去领会，都只能供作参考。305 条少阴病身体骨节痛而脉沉（当是沉而微细），可与 179 条太阳病风湿身体骨节痛而脉浮（虚涩）对照。李缵文指出："此方扶正达邪，为寒湿风湿身痛仙丹。"我认为风寒湿痹病在太阳而表虚者，宜用桂枝汤加附子白术（即太阳病风湿三方的合方）；如其病已内陷少阴或风寒湿邪直中少阴而里虚者，则宜用附子汤。

桃花汤证

306 条和 307 条的少阴病，都以"下利便脓血"为主症，是由太阴病传少阴，中气失守，下元不固，气不摄血所致。故宜桃花汤以温补固涩之。本证还可与 164 条赤石脂禹余粮汤所主治的"下利不止"和 90 条禹余粮丸（古本《伤寒杂病论》：禹余粮四两，人参三两，附子二枚，五味子三合，茯苓三两，干姜三两，蜜为丸如梧桐子大，每服二十丸。可供参考）所主治的"恍惚心乱，小便已阴疼"合参。

"少阴病，得之二三日以上，心中烦，不得卧，黄连阿胶汤主之。"（303）

黄连阿胶汤方

黄连四两，黄芩二两，芍药二两，鸡子黄二枚，阿胶三两。

上五味，以水六升，先煮三物，取二升，去滓，纳胶烊尽，小冷，纳鸡子黄，搅令相得，温服七合，日三服。

本条一般认为是少阴病热化证治的主症主方。但本论详于寒而略于温，对温热证治的论述不够完备，当于后世温病学中求之。本证《温病条辨》列在下焦篇，应与加减复脉汤证和一、

二、三甲复脉汤证以及大小定风珠证等对照研究，还应与其手足厥阴温热证治进行鉴别，这里从略。

"少阴病，下利六七日，咳而呕渴，心烦不得眠者，猪苓汤主之。"（319）

本条可与282条对照研究。282条少阴病"自利而渴"与"心烦但欲寐""小便白"同现，证属下焦阳虚有寒，治宜四逆汤温阳祛寒；本条少阴病下利而渴与"心烦不得眠"（小便必不利而尿色多黄赤）同现，证属下焦阴虚有湿热，治宜猪苓汤（阿胶、猪苓、泽泻、茯苓、滑石）滋阴利水。

少阴病兼变证治遍及诸经，这里仅就其寒化证治的少阴与太阳同病和热化证治的少阴与阳明同病的有关条文略加讨论。

"少阴病，始得之，反发热，脉沉者，麻黄细辛附子汤主之。"（301）

麻黄细辛附子汤方

麻黄二两（去节），细辛二两，附子一枚（炮，去皮，破八片）。

上三味，以水一斗，先煮麻黄，减二升，去上沫，纳诸药，煮取三升，温服一升，日三服（本方去细辛，加炙甘草二两，即麻黄附子甘草汤方，煎服法同上）。

"少阴病，得之二三日，麻黄附子甘草汤微发汗，以二三日无里证，故微发汗也。"（302）

这条应与太阳病篇94条"病发热头痛，脉反沉，若不差，身体疼痛，当救其里，宜四逆汤"和93条"伤寒，医下之，续得下利清谷不止，身疼痛者，急当救里；后身疼痛，清便自调者，急当救表。救里，宜四逆汤；救表，宜桂枝汤"合并讨论。这就是说，太阳与少阴表里同病而现表实里虚证的，治宜温里发表以双解之，如 301、302 条是其例；如其表里同病而现表里俱虚证（里急于表）的，治宜先温其里，而后解其表，如 93、94 条是其例。前已详述，这里从略。

"少阴病，得之二三日，口燥咽干者，急下之，宜大承气汤。"（320）

"少阴病，自利清水，色纯青，心下必痛，口干燥者，急下之，宜大承气汤。"（322）

"少阴病六七日，腹胀不大便者，急下之，宜大承气汤。"（322）

这三条少阴病急下证，应与 254 条"伤寒六七日，目中不了了，睛不和，无表里证，大便难，身微热者，此为实也，急下之，宜大承气汤"和 255 条"阳明病，发热汗多者，急下之，宜大承气汤"以及 256 条"发汗不解，腹满痛者，急下之，宜大承气汤"三条阳明病急下证合参。

一般来说，伤寒热病在三阳的多属实，在三阴的多属虚，并以实到阳明为极而宜急攻其邪，虚到少阴为极而宜急补其正。阳明病胃家实热已造其极，邪气猖獗之至，邪热内焚，阳盛阴虚，有如釜底之火愈炽，釜中之水渐干，因而欲救釜中之水，必须急抽釜底之薪以去其火，才是最有效的措施。这就是阳明病胃家实证用大承气汤"釜底抽薪"以急下存阴的妙喻。必须指出，这里所谓正阴之水，虽然首先是指胃所主的后天之津液，但因肾主五液而藏先天之元精，后天之津液伤亡太甚，势必及于先天之精阴。例如254条因阳明热极而致"目中不了了，睛不和"的，就是因为目中瞳神属肾，肾之精阴为胃热所灼伤，而不足以上注于目以养其瞳神所致。此时只有用大承气汤急下其猖獗之邪热，才能保存其欲竭之正阴。若不急下其邪热，而先急滋其正阴，则不但滋不胜滋，随滋随干，而且必使邪热内闭难解，正阴亦终不可复。由此并可推知，阳明病并少阴的254条用大承气汤急下存阴是救其已然（故应并入少阴病三急下证中讨论），而255条和256条用大承气汤急下存阴则是防其未然（这两条论述阳明病胃家实证太简略，应从全篇去领会其精神实质）。从少阴病篇的320、321、322条来看，虽然阳明证已具备，但少阴证不明确，当结合285条"少阴病，脉细沉数，病为在里，不可发汗"和303条"少阴病，得之二三日以上，心中烦，不得卧，黄连阿胶汤主之"以及319条"少阴病，下利六七日，咳而呕渴，心烦不得眠者，猪苓汤主之"等来全面领会。即邪热直犯少阴，由于热炽阴伤而但见心烦不寐、脉细沉数、舌绛苔黄等少阴证的，则宜用黄连阿胶汤在清泻火热中兼养其阴，或用猪苓汤在清利湿热中兼养其阴；如其病并阳明，又见口燥咽干、腹胀满痛、不大便等阳明证的，则无论是初得之二三日或久延至六七日，都应用大承气汤急下存阴，决不可迟疑瞻顾以坐失机宜，听任其火灼水竭而危及生命。至于321条的"自利清水色纯青"，注家说理虽不一，但认为属于热利则是没有异议的。有人因此而联系到后世所谓"疫痢"来领会，认为由于"疫痢"的火毒猖獗，危及肾水，如不急泻其火，则肾水有立竭之虞，故宜大承气汤急下存阴，亦可供参考。

六、厥阴病证治

厥阴篇五十五条中只有四条简略地明文提到厥阴病，并未出方治，其余五十一条大都是泛论厥、热、呕、利之文，很难从中认清厥阴病的真面目，这就毋怪乎引起了《伤寒论今释》作者所谓"伤寒厥阴篇竟是千古疑案"的慨叹。但是，《伤寒论》中的厥阴病是不容否认的。就外感病举例而言，如太阳篇说："太阳病，发热而渴，不恶寒者，为温病。若发汗已，身灼热者，名风温。风温为病，脉阴阳俱浮，自汗出，身重，多眠睡，鼻息必鼾，语言难出。若被下者，小便不利，直视失溲；若被火者，微发黄色，剧则如惊痫，时瘛疭；若火熏之，一逆尚引日，再逆促命期。"这是《伤寒论》提到温病的唯一明文，它基本上提示了温病发生和发展的卫气营血过程，这可从其由太阳病发热而渴不恶寒，发展到身灼热自汗出，以至神昏鼾睡、语言难出、直视瘛疭等症候演变中大致地看得出来。从三阳三阴辨证来看，本条太阳温病由表入里，主要是传入厥阴，由于热闭手厥阴心包，故神昏鼾睡、语言难出；由于热动足厥阴肝风，故直视瘛疭，显属外感厥阴热病的主症。只是由于张仲景当时对此缺乏经验，尚未能提出方治，徒见其"一逆尚引日，再逆促命期"而已。但后世温病学家对此创立了开窍和息风等方治，弥补了这个缺陷。如：

叶天士在《外感温热篇》指出"温邪上受，首先犯肺，逆传心包"，并说到"其热传营，舌色必绛……纯绛鲜色者，包络受病也。宜犀角、鲜生地、连翘、郁金、石菖蒲等。延之数日，或平素心虚有痰，外热一陷，里络就闭，非菖蒲、郁金所能开，须用牛黄丸、至宝丹之类以开其闭，恐其昏厥为痓也。"叶天士又在《三时伏气外感篇》指出："风温者……治在上焦，肺位最高，邪必先伤，此手太阴气分先病，失治则入手厥阴心包络，血分亦伤。盖足经顺传，如太阳传阳明，人皆知之；肺病失治，逆传心包络，人多不知者"。"夏令受热，昏迷若惊，此为暑厥，即热气闭塞孔窍所致，其邪入络，与中络同法，牛黄丸、至宝丹芳香利窍可效。神苏以后，用清凉血分，如连翘心、竹叶心、玄参、细生地、鲜生地、二冬之属。"

陈平伯在《外感温病篇》指出："风温证，身热痰咳，口渴神迷，手足瘈疭，状若惊痫，脉弦数者，此热劫津液，金囚木旺，当用羚羊角、川贝、青蒿、连翘、知母、麦冬、钩藤之属，以息风清热。""风温证，热渴烦闷，昏愦不知人，不语如尸厥，脉数者，此邪热内蕴，走窜心包络，当用犀角、连翘、焦远志、鲜石菖蒲、麦冬、川贝、牛黄、至宝之属，泄热通络。"

薛生白在《湿热病篇》指出："湿热证，壮热口渴，舌黄或焦红，发痉，神昏谵语或笑，邪灼心包，营血已耗，宜犀角、羚羊角、连翘、生地、玄参、钩藤、银花露、鲜菖蒲、至宝丹等味。""湿热证，数日后，汗出热不除，或痉，忽头痛不止者，营液大亏，厥阴风火上升，宜羚羊角、蔓荆子、钩藤、玄参、生地、女贞子等味。"

吴鞠通在《温病条辨》"上焦篇"指出："太阴温病……神昏谵语者，清宫汤主之，牛黄丸、紫雪丹、局方至宝丹亦主之。""邪入心包，舌蹇肢厥，牛黄丸主之，紫雪丹亦主之"（本条吴氏自注："厥者，尽也。阴阳极造其偏，皆能致厥。伤寒之厥，足厥阴病也。温热之厥，手厥阴病也。舌卷囊缩，虽同系厥阴现症，要之舌属手，囊属足也。盖舌为心窍，包络代心用事，肾囊前后，皆肝经所过，断不可以阴阳二厥混而为一，若陶节庵所云‘冷过肘膝，便为阴寒’，恣用大热。再热厥之中亦有三等：有邪在络居多，而阳明证少者，则从芳香，本条所云是也；有邪搏阳明，阳明太实，上冲心包，神迷肢厥，甚至通体皆厥，当从下法，本论载入中焦篇；有日久邪杀阴亏而厥者，则从育阴潜阳法，本论载入下焦篇”）。"脉虚夜寐不安，烦渴舌赤，时有谵语，目常开不闭，或喜闭不开，暑入手厥阴也。手厥阴暑温，清营汤主之。""手厥阴暑温，身热不恶寒，清神不了了，时时谵语者，安宫牛黄丸主之，紫雪丹亦主之。""小儿暑温，身热，猝然痉厥，名日暑痫，清营汤主之，亦可少与紫雪丹。""大人暑痫，亦同上法。热初入营，肝风内动，手足瘈疭，可于清营汤中，加钩藤、丹皮、羚羊角。""湿温邪入心包，神昏肢逆，清宫汤去莲心、麦冬，加银花、赤小豆皮，煎送至宝丹，或紫雪丹亦可。"（若湿温邪入心包而湿偏重者，当用苏合香丸以温开之，不得用上述凉开法。）又在"中焦篇"指出："阳明温病，面目俱赤，肢厥，甚则通体皆厥，不瘈疭，但神昏，不大便，七八日以外，小便赤，脉沉伏，或并脉亦厥，胸腹满坚，甚则拒按，喜凉饮者，大承气汤主之。""阳明温病，下利谵语，阳明脉实，或滑疾者，小承气汤主之；脉不实者，牛黄丸主之，紫雪丹亦主之。""阳明温病，下之不通……邪闭心包，神昏舌短，内窍不通，饮不解渴者，牛黄承气汤主之。"又在"下焦篇"指出："下焦温病，热深厥甚，脉细促，心中憺憺大动，甚则心中痛者，三甲复脉汤主之。""既厥且哕，脉细而劲，小定风珠主之。""热邪久羁，吸烁真阴……神倦瘛疭，脉气虚弱，舌绛苔少，时时欲脱者，大定风珠主之。""痉厥神昏，舌短，烦躁，手少阴证未罢者，先与牛黄、紫雪辈开窍搜邪，再与复脉汤存阴、三甲潜阳"（本条吴氏自注："痉厥神昏、舌蹇烦躁，统而言之为厥阴证。然有手经足经之分：在上焦以清邪为主，清邪以后，必继以存阴；在下焦以存阴为主，存阴之先，若邪尚有余，必先以搜邪。"据此，则本条所谓"手少阴证"，应改为"手厥阴证"，始相符合）。

综观上述厥阴温病证治，约可分为：

（1）手厥阴病证治

病机：邪入营血，闭塞包络，扰乱神明。

症候：神昏谵语或笑，或不语，或舌蹇语涩（温热证则壮热，舌绛苔黄而干燥；湿温证则身热不扬，苔绛苔黄而润滑或白腻）。

治法：凉开（温热证）或温开（湿温证而湿偏重者）。

方药：牛黄丸、紫雪丹、至宝丹（凉开）或苏合香丸（温开）。

（2）足厥阴病证治

病机：邪入营血，热盛动风或阴虚风动。

症候：痉厥，瘛疭（实风证则瘛疭有力，脉弦数；虚风证则瘛疭无力，脉虚弱）。

治法：凉肝息风（实风证）或柔肝息风（虚风证）。

方药：清营汤加羚羊角、钩藤、丹皮（凉肝息风）或大定风珠（柔肝息风）。

　　治法：凉肝息风（实风证）或柔肝息风（虚风证）。

　　方药：清营汤加羚羊角、钩藤、丹皮（凉肝息风）或大定风珠（柔肝息风）。

　　由此可见，只有把伤寒中的厥阴病和湿病中的厥阴病结合起来看，才能认清外感病中的厥阴病的真面目。

　　必须提出讨论的问题是：

　　（1）伤寒厥阴病与上焦温病：由于太阳主皮肤，统卫气，而上焦手太阴肺合皮毛，主气属卫，彼此密切相关，所以《伤寒论》太阳病篇中包含着上焦手太阴肺的病变在内，如麻黄汤证、麻杏甘石汤证、小青龙汤证等；《温病条辨》上焦篇且针对"太阳病，发热而渴，不恶寒者，为温病"有证无方的条文，提出"太阳风温……但热不恶寒而渴者，辛凉平剂银翘散主之"以补充之，可见它们是相得益彰的。由此不难看出，《温病条辨》上焦篇所提出的"太阴温病……神昏谵语者，清宫汤主之，牛黄丸、紫雪丹、局方至宝丹亦主之"，"邪入心包，舌謇肢厥，牛黄丸主之，紫雪丹亦主之"，"大人暑痫……热初入营，肝风内动，手足瘛疭，可于清营汤中加钩藤、丹皮、羚羊角"，也是针对《伤寒论》太阳温病逆传厥阴有证（热闭心包而神昏鼾睡语言难出，热动肝风而瘛疭直视）无方的条文以弥补其缺陷。至于叶天士所谓"温邪上受，首先犯肺，逆传心包"和"足经顺传，如太阳传阳明，人皆知之，肺病失治；逆传心包络，人多不知者"，也可以说是对《伤寒论》太阳温病逆传厥阴的进一步阐发。这里还须进一步提出的是伤寒太阳与少阴和温病肺

与心包的关系问题：从伤寒学说来看，太阳病逆传少阴，多见
心肾里寒虚脱证，急宜四逆汤等以回阳救脱。今天看来，其病
机重点在心血管循环系统，主要是循环衰竭，这和上述少阴证
治是符合的。从温病学说来看，上焦肺卫气分温病逆传心包营
血分，多见心包里热实闭证，急宜牛黄丸、紫雪丹、至宝丹等
以清宫开窍。今天看来，其病机重点在脑中枢神经系统，主要
是中枢神经中毒反应，这和上述心包证治也是符合的。由此可
见，上述二者的关系是同中有异的。所谓同，是指太阳和上焦
肺发病的部位是相通的；所谓异，是指逆传少阴和心包的途径
是分歧的。而这种异同，也显然是相得益彰的。因此，伤寒学
家必须知道，太阳病既有逆传少阴的回阳救脱证治（如四逆汤
证），也有逆传厥阴的开窍、息风证治（但《伤寒论》对此缺乏
治法）；温病学家也必须知道，上焦手太阴肺温病既有逆传厥阴
心包与肝的开窍（如牛黄丸、紫雪丹、至宝丹证）、息风（如羚
角钩藤汤证）证治，也有逆传少阴的回阳救脱证治（外感急性
热病中的虚脱证主要有三：一为气虚脱证宜独参汤，二为气液
两虚脱证宜生脉散，三为阳虚脱证宜四逆汤）。只有这样，才能
够在临床上全面掌握，应付裕如。

（2）伤寒厥阴病与中焦温病：从《灵枢》"经别"篇所谓
"足阳明之正，上至髀，入于腹里，属胃，散之脾，上通于心"
来看，可见足阳明胃络是通心的，也是与心包络密切相关的。
《伤寒论》阳明病之所以多谵语症的理由，也就是因为阳明胃家
实热内炽，循胃络通心而上冲心包，扰乱神明的缘故。如《温
病条辨》中焦篇所谓"阳明温病，面目俱赤，肢厥，甚则通体

皆厥，不瘛疭，但神昏，不大便，七八日以外，小便赤，脉沉伏，或并脉亦厥，胸腹满坚，甚则拒按，喜凉饮者，大承气汤主之"是其例。且因心包与肝同属厥阴，热扰手厥阴心包，势必引动足厥阴肝风。如《伤寒论》阳明病篇所谓剧者发则不识人，独语如见鬼状，循衣摸床，惕而不安，直视，脉弦的大承气汤证是其例。这显然是因阳明病并厥阴所致，只是由于病情矛盾的主要方面在阳明，故但用大承气汤泻其胃家之实热，阳明得治，厥阴自安。但如其病情矛盾的主要方面在厥阴，那就非但治阳明所能收效，而必须以治厥阴为主才能奏功。如《温病条辨》中焦篇所谓"阳明温病，下之不通……邪闭心包，神昏舌短，内窍不通，饮不解渴者，牛黄承气汤主之"即其例证。又从其所谓"阳明温病，下利谵语，阳明脉实或滑疾者，小承气汤主之（这应与《伤寒论》厥阴病篇"下利，谵语者，有燥矢也，宜小承气汤"合看）；脉不实者，牛黄丸主之，紫雪丹亦主之"来看，可见阳明与厥阴同病，不仅有先用承气攻下之法，还有先用牛黄、紫雪凉开之法，且有牛黄凉开与承气攻下并用之法。这里还有必要提出的是，疫痢热毒炽盛于阳明（气分），常因病并厥阴（营血分）而见昏谵痉厥等症，即厥（昏厥、肢厥）、热（身灼热）、利（下痢）三者同时并见，病情极其危重，后世根据《伤寒论》用大、小承气汤治下利（痢）的经验，提出"治痢还须利"的主张，尤其是对疫痢采用大承气汤，急攻其邪以护其正，常使疫毒猖獗的险证转危为安（当然也可根据病情需要，适当配合牛黄丸、至宝丹、紫雪丹等以清宫开窍息风）。

（3）伤寒厥阴病与下焦温病：由于少阴心肾和厥阴心包络与肝关系极为密切，故其为病常常互相影响而紧密相连。因此，它们在外感急性热病传变过程中的先后次序上至今争论未定。有的说少阴应在三阳三阴之末，认为病至少阴就到了最后的生死关头（因有"少阴病是生死关"之说）；有的说《伤寒论》三阳三阴而以厥阴殿其后并没有错，认为厥阴病确实是外感急性热病发展过程的最后阶段。我是同意后一说的。先从《温病条辨》下焦篇少阴和厥阴的热化证治来看，如吴鞠通在"热邪深入，或在少阴，或在厥阴，均宜复脉"条下自注："此言复脉为热邪劫阴之总司也。盖少阴藏精，厥阴必待少阴精足而后能生，二经均可主以复脉者，乙癸同源也。"这就明确地提示了下焦温病是少阴在前而厥阴在后的。所以他在下焦篇首先条示，下焦少阴温病的加减复脉汤证是由"邪在阳明久羁"发展而成，显示了阳明胃土燥伤少阴肾水，由中焦传至下焦的病机；然后详述由于少阴阴虚阳亢，水不涵木，引动厥阴肝风，由少阴病的加减复脉汤证发展成为厥阴病的大定风珠证，显示了少阴水亏导致厥阴木旺的由肾及肝的病机。再从《伤寒论》少阴和厥阴的寒化证治来看，少阴伤寒，心肾阳衰已甚，先天之本动摇，确实是生死关头，故其篇中死证条文较多，粗看似属伤寒病程之末；但细看厥阴病篇死证条文更多于少阴病篇，又可见厥阴病更危于少阴病，宜居少阴病之后。这也是因为少阴肾能生厥阴肝，母病及子，势所必然。应该看到，少阴病寒化危证发展到最后阶段，是常见有寒并厥阴的昏痉等症出现的。这在《伤寒论》中虽然不太明确，但可从厥阴病篇的"脏厥"危证中深入地体会得出来。因为它显然是由少阴病肢厥（"伤寒脉微而厥"）发展到体厥（"至七八日肤冷"），以至厥阴病昏厥（"其人躁无暂安时者，此名脏厥"）的。由此可见，厥阴病确实是外感伤寒热病发展过程的最后阶段，是应居于少阴病之后的。有人认为，上述看法只适宜于下焦厥阴温病，而不适宜于上焦厥阴温病，因为温病的上、中、下三焦，相当于病程的初、中、末三期的缘故。其实这并非绝对概念。就上焦温病而言，虽然温病多起于上焦太阴肺卫分，并常顺传至中焦阳明胃气分；但如由太阴肺逆传至厥阴心包营血分甚至引动肝风，则又属于卫气营血病程的最后阶段，不能简单地把温病的上焦完全等同病程的初期。还应承认的是，外感伤寒热病的厥阴危证，大都包含着少阴阴虚阳亢或阳虚阴盛的病理基础在内。这就是说，厥阴病热化危证（如热闭心包而肝之阳风内动的昏痉等症）是在少阴阴虚阳亢的病理基础上发展而成的，厥阴病寒化危证（如寒闭心包而肝之阴风内动的昏痉等症）是在少阴阳虚阴盛的病理基础上发展而成的。因此，厥阴病的方治也就应该以滋补或温补少阴阴液或阳气为主而适当加味。如主治下焦厥阴温病的大定风珠就是在少阴温病主方加减复脉汤的基础上，加三甲、鸡子黄和五味子而成。至于厥阴病寒化危证如"脏厥"，仲景并未出方，注家多云不治，我认为不妨在少阴病寒化危证主方四逆汤的基础上合同吴茱萸汤以救治之。

　　下面单就《伤寒论》厥阴病篇主要条文并联系到有关条文略加讨论：

　　"厥阴之为病，消渴，气上撞心，心中疼热，饥而不欲食，

食则吐蛔，下之，利不止。"（326）

"伤寒，脉微而厥，至七八日肤冷，其人躁无暂安时者，此为脏厥，非蛔厥也。蛔厥者，其人当吐蛔。今病者静，而复时烦者，此为脏寒，蛔上入其膈，故烦，须臾复止，得食而呕又烦者，蛔闻食臭出，其人常自吐蛔。蛔厥者，乌梅丸主之。又主久利。"（338）

乌梅丸方

乌梅三百枚，细辛六两，干姜十两，黄连十六两，当归四两，附子（炮，去皮）六两，蜀椒四两，桂枝六两，人参六两，黄柏六两。

上十味，异捣筛，合治之。以苦酒渍乌梅一宿，去核，蒸之五斗米下，饭熟捣成泥，和药令相得，纳臼中，与蜜杵二千下，丸如梧桐子大，先食饮服十丸，日三服，稍加至二十丸。禁生冷、滑物、臭食等。

一般认为，326条上热下寒证和338条乌梅丸方是伤寒厥阴病的主证主方。但从326条和338条的厥阴病证治并联系到临床实际来看，其所谓"蛔厥"和"久利"，主要是湿热内蕴肠间，导致木郁（横）土中而成。326条的上热下寒证，主要应从胃热肠寒、木土不和去理解才较合实际，若从手厥阴心包有热和足厥阴肝有寒来理解就未免牵强附会了。虽然326条"心中疼热"和338条"蛔厥"有似于今西医所谓的胆道蛔虫症，并常用乌梅丸方获得良效，但这显然只能认为是与厥阴病有关的内伤杂病之一，而不能认为是外感伤寒厥阴病的主证主方。至于乌梅丸方所主治的"久利"，显属湿热痢疾久而不已，由实转虚，以致里虚而湿热互结不解之证。虽然痢疾多因湿热内蕴肠间，木郁（横）土中，肝之疏泄不畅，以致出现下痢腹痛、里急后重之症，而宜木土同治，但其病毕竟主要在土而不在木。即使有时病机的重点转移到木，并用此方获效，也不能认为是外感伤寒厥阴病的主证主方。又358条干姜黄芩黄连人参汤所主治的上热下寒证（"本自寒下"而"食入即吐"），更应从胃热肠寒去理解，不得以厥阴病论。又356条麻黄升麻汤所主治的上热（咽喉不利、吐脓血）下寒（泄利不止，手足厥逆，寸脉沉而迟，下部脉不至）证，也显然不得以厥阴病论。

"伤寒始发热六日，厥反九日而利。凡厥利者，当不能食。今反能食者，恐为除中。食以索饼，不发热者，知胃气尚在，必愈。恐暴热来出而复去也，后三日脉之，其热续在者，期之旦日夜半愈。所以然者，本发热六日，厥反九日，复发热三日，并前六日，亦为九日，与厥相应，故期之旦日夜半愈。后三日脉之而脉数，其热不罢者，此为热气有余，必发痈脓也。"（332）

"伤寒病，厥五日，热亦五日。设六日，当复厥，不厥者自愈。厥终不过五日，以热五日，故知自愈。"（336）

"伤寒发热四日，厥反三日，复热四日，厥少热多者，其病当愈；四日至七日，热不除者，必便脓血。"（341）

"伤寒厥四日，热反三日，复厥五日，其病为进。寒多热少，阳气退，故为进也。"（342）

一般认为，厥阴病篇所谓先厥几日而后热几日或先热几日而后厥几日的厥热胜复证，也是厥阴病主症之一。由于本症极少见于临床，因而有人认为本症古或有之，而今则无，因而无从验证。又有人认为本症即今所谓"回归热"，其热型与回归热虽近似，但不厥冷则有异，因而也不无疑义。我认为讨论厥阴病的厥热胜复，不应只在症状上对照，而更重要的是在病机中探求。这就是说，上述厥热先后多少的日数条文，主要是借以说明伤寒热病极期的邪正阴阳消长进退之机，并从而做出预后判断。一般来说，三阳病处于邪气盛而正阳亢进的阶段，三阴病处于邪气盛而正阳衰退的阶段。就后者而言，太阴为三阴之始，其病主要是后天之本的脾阳衰退，病虽重而不危，预后尚良，故无死证条文；少阴是三阴病的"生死关"，其病已由后天之本的脾阳衰退发展到先天之本的肾阳（包括心阳）衰退，伤寒至此，病情危重，预后不良，故其死证条文较多（如295、296、297、298、299、300条等）；厥阴为三阴之尽，乃阴尽阳生之处，伤寒至此阴尽之处，如其阳气渐绝的则死，如其阳气渐复的则生，故其生死预后条文最多（如327、328、329、332、333、336、339、341、343、344、345、346、347、348、356、359、360、361、364、365、366、367、368、375、376条等），几乎占了厥阴病篇全部条文的半数。而在这些条文辨证中，大多是以厥和热为主的。这就是说，伤寒病由少阴而及于厥阴，阴盛阳衰已极。如其阳气渐复，阳能胜阴，阳进阴退，厥少热多的，则生机渐旺而渐生；如其阳气不复，阳不胜阴，阴进阳退，厥多热少的，则生机渐息而渐死。这可从其生死预后的"厥不还者死""脉不还者死"和"晬时脉还，手足温者生"等条文中很清楚地看出来。但应指出的是，这种厥热胜复的病机，实属少阴病并厥阴，其厥热也应具有昏痉等特征，否则就不得以厥阴病论，而应仍从少阴病去领会。厥阴病篇生死预后条文和少阴病篇生死预后条文的同中有异处，也就在于此。

又一般认为厥热胜复的病机是：阴胜则厥，阳复则热。这种认识是尚有待于深化的。因为寒厥虽属阴盛阳虚，热厥却是阳盛格阴（篇中有"热深者厥亦深"之说），而寒厥阴极阳复，多表现为脉还而肢体回温，并不发热。如果说是阳复太过则发热，也非指正阳回复太过，而是指正阳虽复，邪热未除，由于正气有力与邪抗争所致〔如肺炎病人，初因邪与正俱实，常呈壮热面赤、烦渴、喘息鼻煽、脉洪数的太阴肺里热实证（在此里热实证中还可出现身热肢厥的热厥）；继因邪实正虚，出现中毒性休克，转变为身寒肢厥（寒厥）面色苍白、脉沉微细的少阴心肾里寒虚证；而经应用回阳救逆方药纠正了休克即少阴正阳回复后，由于原有的肺热未除，在正阳复起与邪热抗争的情况下，又可重现原有的里热实证。这就是外感急性热病在临床上由热而厥，又由厥而热的例证之一〕。又如阴盛格阳的发热，显然不是阳复，而是虚阳浮越欲脱。从《伤寒论》厥阴病篇共十六条厥热条文（即在每一条中都具有既厥且热者）来看，其中既有由阳盛阴虚而致阳盛格阴的真热假寒（热厥）证，也有由阴盛阳虚而致阴盛格阳的真寒假热（寒厥）证。前者治宜白虎汤或承气汤清下里热，似应属之于阳明病；后者治宜四逆汤或通脉四逆汤急温回阳，似应属之于少阴病。其所以列入厥阴病篇，应做具体分析。即：如其是与昏痉等症同现，就应属之于厥阴病。如其没有昏痉等症伴随，就应属之于阳明病或少阴病。也就是说，判定其厥热是否属厥阴病，必须以有无昏痉等临床特征为断，不可但见厥热甚至一见有厥便断定其为厥阴病。

这里还须提到的是厥阴病的厥证同题。《素问》"厥论"篇中的厥，本来包含着神志昏迷和手足逆冷二症在内。而从《伤寒论》阳明病篇所谓"凡厥者，阴阳气不相顺接，便为厥。厥者，手足逆冷是也"来看，却显然是专指手足逆冷，并不包含神志昏迷。但仲景"撰用《素问》"，岂能置其"厥论"于不顾，必有脱简。我认为研究厥阴病的厥证，应当包括肢厥（手足逆冷）、体厥（通身肤冷）和昏厥（神志昏迷）在内，始称全面。本证一般分为寒厥和热厥辨证论治，详见下文。

"手足厥寒，脉细欲绝者，当归四逆汤主之。若其人内有久寒者，宜当归四逆加吴茱萸生姜汤。"

当归四逆汤方

当归三两，桂枝（去皮）三两，芍药三两，细辛三两，甘草（炙）二两，通草二两，大枣二十五枚（擘，一作十二枚）。

上七味，以水八升，煮取三升，去滓，温服一升，日三服。

当归四逆加吴茱萸生姜汤方

即当归四逆汤方加吴茱萸二升、生姜（切）半斤。以水六升，清酒六升和，煮取五升，去滓，温分五服。

"干呕，吐涎沫，头痛者，吴茱萸汤主之。"（377）

吴茱萸汤方

吴茱萸（汤洗七遍）一升，人参三两，大枣（擘）十二枚，生姜（切）六两。

上四味，以水七升，煮取二升，去滓，温服七合，日三服。

一般认为，351条"手足厥寒，脉细欲绝"，是因寒凝厥阴经表，血脉不通所致，故宜当归四逆汤温通厥阴血脉以解散其经表之寒。至其当归四逆汤证而"其人内有久寒者"，即指足厥阴肝脏阳虚内寒而言，应在当归四逆汤基础上加吴茱萸和生姜以温肝祛寒。338条"蛔厥"的"此为脏寒",也是指肝脏虚寒而言。由于肝脏虚寒,木寒土湿,湿遏生热,风化生蛔,而见蛔厥之证,故宜用乌梅丸以温脏安蛔为主。这里应指出的是,326和338条吐蛔而厥的上热下寒证,其寒热错杂于上下的病情矛盾,主要方面在于下寒,故乌梅丸方调和寒热是以温脏祛寒为主,这可从其方中温药多而寒药少看得出来。至于338条"伤寒脉微而厥,至七八日肤冷,其人躁无暂安时"的脏厥,显然是由少阴寒并厥阴而成,其症当包括寒闭厥阴的昏痉在内,病极危重,虽可用四逆汤合吴茱萸汤救治,但多归死亡。本条"肤冷……躁无暂安时"和309条"手足逆冷,烦躁欲死",虽然都属少阴寒并厥阴所致,但309条病情远较338条为轻。因为它仅见手足逆冷(肢厥),尚未发展到通身肤冷(体厥),故但主以吴茱萸汤,即可保其生全。又从"手足厥寒,脉细欲绝"而"其人内有久寒"的当归四逆加吴茱萸生姜汤方基本上包括吴茱萸汤在内来看,可见377条吴茱萸汤所主治的"干呕,吐涎沫,头痛",也可属之于厥阴经脏俱寒(脏寒为主)之证(临床上常见厥阴头痛与手足厥冷同时并见)。而且后世注家大都认为吴茱萸汤是厥阴病里寒虚证的主方,堪与太阴病里寒虚证的理中汤方和少阴病里寒虚证的四逆汤方鼎立。由于足厥阴肝经上达头顶,中布两胁,下络阴器而抵少腹,故肝经虚寒的,可因寒邪收引其经脉而见巅顶头痛、两胁痞痛、少腹痛引入阴筋等证。如上述377条的头痛、干呕、吐涎沫,就是因为肝寒收引于上,木邪侮土,浊阴冲逆所致,故宜用吴茱萸汤以温肝降逆。又172条"病胁下素有痞,连在脐旁,痛引少腹,入阴筋者,此名脏结,死",则是由于肝寒收引于下而成。"入阴筋"

即囊缩，亦即后世所谓"缩阳（或称"缩明）危证。本症常与四肢厥冷、脉沉微细等症同时出现，乃因肾阳素亏，寒邪直中少阴，并迅速延及厥阴所致。仲景对此虽未出方治，并称之为死症，但如能及时急投四逆汤合吴茱萸汤，同时热敷脐下或灸关元等穴，当可挽救。

在厥阴病寒厥辨证中，必须把它同太、少二阴的寒厥区别开来。厥阴病的寒厥必须具有昏痉的特征，已如上述。太阴病的寒厥必须具有脾脏虚寒的特征，如吐利不渴、食不下、腹满时痛等，宜用理中汤温补脾脏阳气以祛寒（有人根据太阴病篇278 条"伤寒脉浮而缓，手足自温者，系在太阴"和通篇不载手足厥冷，从而认为太阴病无肢厥之症。其实 278 条太阴伤寒脉浮缓是病偏于表而里虚未甚，故"手足自温"。若太阴伤寒脉沉迟而病偏于里，则其脾阳虚甚，不能充达四肢，必致手足厥冷。例如 29 条甘草干姜汤所主治的厥而吐逆，就应属之于太阴病寒厥的范围。又从 277 条太阴脏寒的"自利不渴"而治宜温以"四逆辈"并联系到临床实际来体会，在太阴脾脏虚寒证中是应该有手足厥冷的）；少阴病的寒厥，必须具有少阴心肾虚寒的特征，如脉沉微细、蜷卧欲寐、小便清白等，宜用四逆汤温补心肾阳气以祛寒。当然也应承认，三阴寒厥虽各有其特征而不容混淆，但又常相联系，只是有所侧重而已。尤其是伤寒病至厥阴的寒厥，多从少阴而来，往往是厥、少同病。这就是厥阴病篇寒厥条文多主四逆汤（如 352、353、369、376 条等）的理由所在。这里还需指出的是，阴盛格（戴）阳的手足厥冷而身热面赤，实属少阴阴盛阳衰已极，微阳不能内守，而向上向外飞越所致，一般不得以厥阴病论（伴有昏痉等症者例外）。因此，厥阴病篇 369 条的"里寒外热"而厥，和 365 条的"其面戴阳"而厥，应与少阴病篇 317 条的阴盛格（戴）阳证治主文合并讨论。

"伤寒一二日至四五日，厥者必发热，前热者后必厥，厥深者热亦深，厥微者热亦微，厥应下之，而反发汗者，必口伤烂赤。"（335）

"伤寒，脉滑而厥者，里有热，白虎汤主之。"（350）

一般认为，从 335 和 350 条的热厥或宜下以承气汤或宜清以白虎汤来看，似应属之于阳明病的热厥（并应与阳明病篇 224 条白虎汤所主治的"手足逆冷"合看），而不应属之于厥阴病的热厥。但仲景显然意在厥阴，只是不够明确而已。我认为厥阴病的热厥必须具有热闭心包和热动肝风的昏痉瘛疭等临床特征。否则，但见身热肢厥，而不见昏痉瘛疭等症的，那就没有根据认为它是厥阴病了。这在《伤寒论》厥阴病篇中虽然缺而不详，但在后世温病学说中则是非常明确的。如吴鞠通《温病条辨》上焦篇："邪入心包，舌謇肢厥，牛黄丸主之，紫雪丹亦主之。""小儿暑温，身热，猝然痉厥，名曰暑痫，清营汤主之，亦可少与紫雪丹。""大人暑痫，亦同上法，热初入营，肝风内动，手足瘛疭，可于清营汤中加钩藤、丹皮、羚羊角。"又中焦篇："阳明温病，面目俱赤，肢厥，甚则通体皆厥，不瘛疭，但神昏，不大便，七八日以外，小便赤，脉沉伏，或并脉亦厥，胸腹满坚，甚则拒按，喜凉饮者，大承气汤主之。"又下焦篇："痉厥神昏，舌短烦躁，手厥阴症未罢者，先与牛黄、紫雪辈开窍搜邪，再与复脉存阴、三甲潜阳"即其例证。由此可见吴氏对厥阴病热厥的辨证论治，是以昏痉瘛疭等为特征，并以开窍、息风和存阴、潜阳为治法的。至于阳明病的热厥，则是因为胃家阳热郁遏于内所致。如其邪但郁遏于阳明，并未涉及于厥阴，但见阳明证的，自当专治其阳明，或清以白虎，或下以承气。如其邪由阳明涉及厥阴，既有阳明证，又有厥阴证的，则其治法当视病情矛盾的主要方面而定。即其主要方面在阳明的，治法仍应以清下胃家实热为主；如其主要方面在厥阴的，则其治法当以清宫开窍、凉肝息风为主。由此可知，350条"伤寒脉滑而厥"之用白虎汤和335条热深厥深之"厥应下之"的厥阴病热厥，必因阳明病并厥阴而具有昏痉瘛疭等特征，只是由于病情矛盾的主要方面在阳明，故其治法仍应以清下阳明实热为主。这和上引《温病条辨》所谓"邪搏阳明，阳明太实，上冲心包，神迷肢厥，甚至通体皆厥，当从下法"及其阳明病热厥之用大承气汤，应该是相得益彰的。如果能把它们结合起来看，就能认清厥阴病热厥，并区别于阳明病热厥。

"热利，下重者，白头翁汤主之。"（370）

白头翁汤方

白头翁二两，黄柏三两，黄连三两，秦皮三两。

上四味，以水七升，煮取二升，去滓，温服一升，不愈，更服一升。

"下利，欲饮水者，以有热故也，白头翁汤主之。"（372）

370和372条的白头翁汤证应从阳明病并厥阴来理解。即本证是因热毒蕴结于阳明而并于厥阴，以致木郁（横）土中，由气分伤及血分所致，故宜用白头翁汤在清解阳明热毒中疏泄厥阴肝气。从本方以擅长清疏木土气血的白头翁为主药来看，其意在厥阴可知。本证还应结合"自下利"（177）的黄芩汤和

"泄利下重"（318）的四逆散来讨论。下利（痢）本属湿热邪踞肠间之候，治宜清解肠中湿热之邪。但湿热邪踞肠间，常因土困而导致木郁（下痢里急后重即木郁之象），而木愈郁则土愈困，因此，治痢必须注重调肝，才能提高疗效。白头翁汤和黄芩汤方中虽以黄连、黄芩、黄柏、秦皮清解肠中湿热为基础，但其中白头翁能疏肝清肝，白芍、甘草能柔肝缓肝，尤其是四逆散方中既用柴胡、枳实一升一降以疏木和土，又用白芍、甘草柔肝缓肝，所以它们都成为后世治痢的祖方，至今仍然在临床上发挥着良好的效用。

"呕而发热者，小柴胡汤主之。"（378）

"伤寒热少厥微，指头寒，默默不欲食，烦躁，数日，小便利，色白者，此热除也，欲得食，其病为愈；若厥而呕，胸胁烦满者，其后必便血。"（339）

"伤寒脉迟，六七日，而反与黄芩汤彻其热，脉迟为寒，今与黄芩汤复除其热，腹中应冷，当不能食，今反能食，此名除中，必死。"（333）

378条"呕而发热者，小柴胡汤主之。"可与339条"伤寒热少微厥，指头寒，默默不欲食，烦躁，数日，小便利，色白者，此热除也，欲得食，其病当愈；若厥而呕，胸胁烦满者，其后必便血"合参，从中可以领会少阳与厥阴相表里的密切关系。它们在一定条件下，少阳病可以转入厥阴，厥阴病可以转出少阳，而在其寒热虚实错杂病情下，小柴胡汤方不仅可用于少阳病，也可用于厥阴病。又从333条"……脉迟为寒，今与黄芩汤，复除其热，腹中应冷，当不能食，今反能食，此名除中，必死"，并联系到332条"……凡厥利者，当不能食。今反能食者，恐为除中。食以索饼，不发热者，知胃气尚在，必愈。恐暴热来出而复去也，后三日脉之，其热不罢者，期之旦日夜半愈……后三日脉之而脉数，其热不罢者，此为热气有余，必发痈脓也"来领会，可知厥阴病厥利当不能食（脉迟），如因胃气欲绝而争，反见能食的除中症的，必死；如因阴证回阳，"热气有余"，而见发热脉数下利便脓血的，则宜用黄芩汤以清其热。并可知黄芩汤只可用于厥阴病热利便脓血而脉数者，如果误用于厥阴病寒利而脉迟者，必致寒中败胃，甚至造成除中恶果。至于黄芩汤和白头翁汤两方虽都可治厥阴病热利便脓血证，但黄芩汤在清解湿热中养阴柔肝，白头翁汤在清解湿热中疏泄肝气，又同中有异。

此外，354条瓜蒂散证、355条茯苓甘草汤证、374条栀子豉汤证，显然与厥阴病无关，只是借宾定主而已。

综观上述，必须承认，仅从《伤寒论》厥阴病篇条文来看，是认不清外感伤寒厥阴病的真面目的。虽然其中有些条文确实与厥阴病有关，甚至可以说是厥阴病的主要证治，又多属于内伤杂病范畴，并非外感伤寒厥阴病的主证主方。因此，如果要认清外感伤寒厥阴病的真面目，就必须把眼光从《伤寒论》厥阴病篇扩大到其他各篇尤其是后世温病学说中去，才有可能真正解决这一"千古疑案"。

临床验证

一、感冒

《伤寒论》中的桂枝汤和麻黄汤，适用于感冒病的表寒证。

桂枝汤的适应证是发热恶风寒、汗出、头身痛、鼻鸣干呕、脉浮缓虚弱，其中并以汗出、脉浮缓虚弱为特征。如其表寒证不具有此特征，反而汗不出脉浮紧的，桂枝汤就不可用了。这是因为太阳病表寒证有虚实之分，虽然风寒侵犯太阳之表，必现发热恶风寒、头身痛等表寒证，但平素体质较强，卫气向外抗邪有力而肌腠比较致密的，则常具有无汗、脉浮紧的表实特征，治宜麻黄汤辛温峻汗以专力攻邪；平素体质较弱，卫气向外抗邪无力而肌腠比较疏松的，则常具有汗出、脉浮缓虚弱的表虚特征，治宜桂枝汤辛温缓汗于攻中带补。因此，麻、桂二方虽然同属辛温解表法，都能解散太阳表寒，但一治表实，一治表虚，虚实大异，不容混淆。从前人临床运用此方治疗太阳病表寒虚证的经验来看，也多注重这个"虚"字。如许叔微《伤寒九十论》中所述治验：①一人伤寒，身热自汗恶风，鼻出涕，脉关以上浮，关以下弱，投以桂枝汤一剂而微汗解。②一人发热恶寒自汗，脉浮而微弱，三投桂枝汤而愈。③一妇伤寒，发热恶风自汗，脉浮而弱，投以桂枝汤，先由病家配方，桂枝误为肉桂，三服不效，乃亲为配方，煎服一剂而解。从其一则曰"关以上浮，关以下弱"，二则曰"脉浮而微弱"，三则曰"脉浮而弱"来看，显而易见，许氏是很重视太阳病表寒虚证这个"虚"字的。我在临床上诊治风寒感冒的太阳病表寒虚证，在辨证上主要抓住体质素虚易感和脉象浮缓虚弱这两点（并以后者为主）。至于汗的有无，只能供作参考，不足凭以为断。这就是说，只要具备上述两点，即使无汗的，也可以用桂枝汤取效。例如一妇人产后感冒风寒，头痛发热恶风寒无汗、嗳腐呕吐不思食、脉浮数而松缓无力（虚弱），我投以桂枝汤二剂即愈。本例虽然头痛发热恶寒无汗有似表实，但从其病起于产后而脉浮数松缓无力（虚弱）来看，实属表虚，故用桂枝汤二服即解。又从其嗳腐呕吐不思食来看，可见不仅表有风寒，而且里（胃）有寒滞。由于桂枝汤既能助卫散寒，又能和中助运，故不需加入消食药即能达到表解里和的目的。这里还须指出的是，风寒侵犯太阳的表寒虚证的脉缓，是指脉形松缓无力而言（它是和风寒侵犯太阳的表寒实证的脉形紧张有力的紧脉相对的），并非脉息缓慢之意。所以《伤寒论》在太阳病表寒虚证中，既提到脉缓，又提到脉数，更提到脉虚弱。事实上，太阳表证发热的脉息都是数的，而不可能是缓慢的（但太阳病"或未发热"时例外）。因此，临床上所碰到的太阳病表寒虚证的脉象，大都是如上述病例所见"浮数松缓无力"的。但临床运用桂枝汤治表寒虚证，如其虚象比较显著的，应加人参（如桂枝新加汤法），甚至合用玉屏风散，才能提高疗效。这里顺便谈谈玉屏风散的使用问题，有人认为玉屏风散必须按古法用散剂长服才能收效，如作汤剂则欲速不达。这虽值得注意，但并不尽然。我认为用玉屏风散防治虚人易感，其疗效之能否巩固，主要不在于汤剂或散剂，而在于服用时间的长短。如能坚持长期服用，即可获得巩固的疗效，否则就难以达到预期的目的。此外还要看病情的轻重而定，即病情轻的，自当用散剂以徐图之；

病情重的，则宜先用汤剂以急图之，然后再用散剂以巩固之。

　　我因从事《伤寒论》教学工作较久，故在临床上喜用其方，在课堂上常赞其效。但不少学生对仲景《伤寒论》方很少人用，尤其是麻黄汤，在临床上得不到验证，因而产生了怀疑。我曾为此而反复举例说明其效价是不容怀疑的。不少学生通过教学基地的见习或实习后，在实践中已受到了锻炼，提高了认识。例如次女兰清毕业于江西中医学院，分配在江西丰矿尚压卫生所工作。1972年春夏之时，该矿区发生流行性感冒，其中就有不少是属于太阳病表寒实证而采用麻黄汤治愈的。她说："患者多为青年矿工，平素身体壮实，多起病急骤，恶寒发热，有的但寒不热，或寒热均甚，寒战高热达40℃以上，头痛身痛有紧束感，鼻塞喷嚏流涕，无汗（多数患者在就诊中医前，有口服或注射解热镇痛药而不出汗，或汗出不透、寒热不退的治疗史），不渴或渴不欲饮，舌苔白或薄黄，脉浮紧或数，并伴有咳嗽、呕吐等症状。开始，我们用一般中成药（桑菊感冒片或银翘解毒丸）治疗，有的治愈，有的服后恶寒更甚，病情加重。细审其证，有效的属表热，无效的属表寒。改投荆防败毒散加减，疗效仍不满意。再思此类患者症状与《伤寒论》太阳病表寒实证颇相类似，虽为流感，仍大胆采用麻黄汤，其中麻黄三钱、桂枝三钱、杏仁三钱、甘草二钱。一般服上方二三剂即可汗出热退而愈。但有一例，因服一剂后汗出，寒热减轻大半，而怕发汗太过，将麻黄减为一钱半，服后病复加重，再将麻黄加至三钱，服二剂，透汗而愈。从临床实践中我们体会到，流行性感冒虽多见表热证，但也有表寒证，而且还有表寒实的麻黄汤证。"

二、咳喘胸痛

万姓男孩，1943年秋天，病发热无汗，咳嗽气喘，痰声如锯，喉间满布白点白块，四肢面目浮肿，小便短少，舌苔白黄，指纹紫红。投以麻杏甘石汤［麻黄八分（炙），苦杏仁三钱（去皮尖，打），生甘草三钱，生石膏五钱（打碎）］，一剂而痰喘平，再剂而身热退，咳止，喉间白点白块消失，唯面目四肢浮肿未消，继与清肺利水法竟功。

周姓男孩，麻疹出而复隐，微热无汗，喘息鼻煽，喉间痰鸣如锯，指纹沉紫。急投麻杏甘石汤加味（炙麻黄八分，苦杏仁三钱，生甘草一钱半，生石膏五钱，升麻八分，葛根三钱），连服二剂，麻透喘平，调理而愈。

喻姓妇，1947年4月26日初诊，咳喘喉间痰鸣，胸部板闷，舌苔中黑边黄，脉浮弦数。投以麻杏甘石汤加味［麻黄八分（炙），苦杏仁三钱（去皮尖，打），生甘草三钱，生石膏四钱（打碎），天竺黄三钱，桔梗三钱，前胡三钱，浙贝母三钱，橘络三钱，丝瓜络三钱］二剂；4月28日复诊，咳减喘平，喉间痰声渐除，胸部已舒，舌上黑苔已退，脉仍稍呈浮数，守上方出入［桔梗二钱，苦杏仁三钱，生甘草三钱，尖贝母一钱半（末冲），前胡三钱，天竺黄三钱，芦根六钱，冬瓜仁四钱，桑白皮三钱，地骨皮三钱，干白萝卜丝二两］，再进二剂而痊愈。

刘姓妇，1947年6月7日初诊，发热无汗，胸逼气喘，咳嗽不爽，舌苔淡黄，脉象浮数。投以麻杏甘石汤加味［炙麻黄八分，苦杏仁三钱（去皮尖，打），生甘草三钱，生石膏四钱（打碎），浙贝母三钱，前胡三钱，橘络三钱，丝瓜络三钱〕四剂；6 月 11 日复诊，热退喘平，但仍咳不甚爽，身痛，守上方出入〔桔梗三钱，苦杏仁三钱（去皮尖，打），生甘草三钱，浙贝母三钱，前胡三钱，橘络三钱，丝瓜络三钱，紫菀三钱，冬花三钱，秦艽三钱，桑枝五钱〕，连服数剂而愈。

黄姓男孩，1947 年 4 月 20 日晚初诊，身热汗出而喘，神昏不语，目赤舌绛，脉浮弦数。投以麻杏甘石汤合牛黄清心丸加味〔麻黄八分（炙），苦杏仁三钱（去皮尖，打），生甘草三钱，生石膏四钱（打碎），丹参四钱，浙贝母三钱，双钩藤四钱（后下），牛黄清心丸一颗（分二次化服）〕一剂；4 月 21 日晨二诊，昨夜睡眠安静，今早神识稍清，语言稍出，目赤稍退，喘促稍减，但身热依然，脉仍浮数，守上方出入〔麻黄八分（炙），苦杏仁三钱（去皮尖，打），生甘草三钱，生石膏五钱（打碎），牛黄清心丸一颗（分两次化服），尖贝母三钱（末冲），莱菔子三钱，菊花二钱〕，再进一剂；4 月 21 日午三诊，病情继续好转，头部时自汗出，唯颈以下无汗，守上方出入〔桑叶三钱，枇杷叶四钱，菊花三钱，天竺黄三钱，牛蒡子三钱（研），浙贝母三钱，旋覆花一钱半（布包），前胡三钱，苦杏仁三钱（去皮尖，打），生甘草三钱，丹参三钱，牛黄清心丸一颗（分两次化服）〕，再进一剂；4 月 22 日晨四诊，身热喘促大减，咳嗽痰活易出，稍能进些米汤，但脉仍浮数，守上方出入〔桑叶三钱，枇杷叶四钱，菊花三钱，牛蒡子三钱（研），浙贝母三钱，全瓜蒌四钱，甜杏仁三钱（去皮尖，打），丹参四钱，双钩藤四钱（后下），牛黄清心丸一颗（分两次化服）]再进一剂；4月22日午五诊，神志渐清，喘促渐平，目赤全退，唯语言尚欠流利，守上方出入［桑叶三钱，枇杷叶四钱，菊花三钱，牛蒡子三钱（研），浙贝母三钱，前胡三钱，苦杏仁三钱（去皮尖，打），生甘草三钱，瓜蒌仁三钱，牛黄清心丸一颗（分两次化服）]，再进一剂；4月23日上午六诊，神识全清，唯热咳尚未全已，仍守上方出入以善后。

桂姓男孩，1949年2月6日初诊，发热八九日，四末时冷，闷咳气促，清窍干燥，口渴不欲饮，时作呕恶，唇焦，烦躁，大便不通，舌苔黄，指纹沉紫。投以麻杏甘石汤加味［麻黄六分（炙），苦杏仁三钱（去皮尖，打），生石膏三钱（打碎），生甘草三钱，芦根四钱，浙贝母三钱，前胡三钱，莱菔子二钱，旋覆花二钱（布包），白通草八分，灯心草八分]一剂；2月7日二诊，闷咳松，呕恶止，夜寐安，唯身热未减，大便未通，守原方加牛蒡子一钱半，再进一剂；2月8日三诊，大便仍未解，守原方加生大黄一钱半（另浸汁冲）、玄明粉一钱半（冲化），合调胃承气汤于麻杏甘石汤中，再进一剂；2月9日四诊，已得大便三次，先硬后溏而不多，诸症大减，守原方去浙贝母、前胡、莱菔子、旋覆花、牛蒡子、白通草、灯心草，加白茅根四钱，再进一剂；2月10日五诊，身热渐退，咳嗽渐止，口渴渐除，夜寐甚安，食欲渐开；最后仍用麻杏甘石汤加味［麻黄六分，苦杏仁二钱（去皮尖，打），生甘草二钱，生石膏三钱（打碎），芦根四钱，白茅根四钱]，连服数剂而痊愈。

上述六例咳喘治验，都是采用麻杏甘石汤为主方。本方

《伤寒论》用以治疗太阳邪热壅肺的身热汗出而喘之症，取其清解肺热、宣降肺气之功。《伤寒论》"太阳病，发热而渴，不恶寒者，为温病"条未出方治，有的注家认为可用麻杏甘石汤。如柯韵伯说："麻杏甘石汤为温病发汗逐邪之主剂……比证头项强痛与伤寒同，唯不恶寒而渴以别之，证系有热无寒，故予麻黄汤去桂枝之辛热，易石膏之甘寒，以解表里俱热之证。"柯氏并认为有汗不得用麻黄，无大热不得用石膏，因将麻杏甘石汤证条的"汗出而喘，无大热者"，改为"无汗而喘，大热者"。但证之临床，并不尽然，不必拘执。因为本证是以喘为主，而热则有微有甚，汗则有出有不出的缘故。《伤寒论》中的麻杏甘石汤证应与《温病条辨》中的桑菊饮证和银翘散证以及白虎汤证对照研究。《温病条辨》上焦篇说："太阴之为病，脉不缓不紧而动数，或两寸独大，尺肤热，头痛，微恶风寒，身热自汗，口渴，或不渴而咳，午后热甚者，名曰温病。""太阴风温……但热不恶寒而渴者，辛凉平剂银翘散主之。""太阴风温，但咳，身不甚热，微渴者，辛凉轻剂桑菊饮主之。"此属上焦肺卫分温病证治。若病由肺卫分之表发展到肺气分之里，而表证已罢的，则非上述辛凉轻剂桑菊饮或辛凉平剂银翘散所能胜任，而必须用辛凉重剂白虎汤才能奏功。故《温病条辨》在桑菊饮证和银翘散证后接着指出："太阴温病，脉浮洪，舌黄，渴甚，大汗，面赤，恶热者，辛凉重剂白虎汤主之。"郑雪堂按："恶热二字宜着眼，若恶寒便用不着，此方须兼表药，如麻杏甘石汤。"由此可见，温病在肺卫分的表热实证，宜用桑菊饮或银翘散以解表（泄卫）；若由肺卫分发展到肺气分而由表热实证变为里热实

证的，则宜用白虎汤以清里（清气）；如其肺气分里热已甚而卫
分表证尚未全除的，则宜用麻杏甘石汤双解表里（清气泄卫）。
上述六案都是邪热壅于肺卫气分的咳喘实证，故均用麻杏甘石
汤为主方获得速效。从其中有的症见微热无汗而喘和有的症见
身热汗出而喘来看，可见上述柯韵伯改麻杏甘石汤证的"汗出"
为"无汗"和"无大热"为"大热"，并不完全符合临床实际。
在这六案中，前四案病全在肺，故现以咳喘鼻扇痰鸣为主的身
热无汗或汗出舌苔白黄或黄黑、指纹紫红、脉浮弦数等一派肺
为邪热所壅之象（万案的面目浮肿、小便短少，也是由于肺气
宣降不利，不能通调水道所致），故都采用麻杏甘石汤以清解肺
热，宣利肺气（至其所加入或改用之银花、连翘、菊花、桑叶、
枇杷叶、牛蒡子、桑白皮、地骨皮、芦根、白茅根、桔梗、贝
母、瓜蒌、前胡、旋覆花、橘络、丝瓜络、紫菀、冬花、天竺
黄、生苡仁、冬瓜仁、干萝卜丝等，也都属于宣清法的范围）。
但周案由于麻疹出而复隐，故加用升麻、葛根以透疹。至于万
案的喉间满布白点白块，服杏甘石汤二剂即全部消失，今天看
来，很可能是上呼吸道感染并发肺炎，但也可怀疑为白喉，因
为麻杏甘石汤能治白喉，近人曾屡言之，如陆清洁《大众万病
顾问》分白喉为风热和阴虚两种，前者宜用麻杏甘石汤，后者
宜用养阴清肺汤。近时出版的全国中医学院试用教材《儿科学》
在白喉分辨证论治中也指出，痰热阻肺型白喉宜用麻杏甘石汤
重加土牛膝、山豆根、银花、连翘，喘甚加苏子、葶苈子、莱
菔子，痰多加贝母、僵蚕；阴虚型白喉，宜用养阴清肺汤（生
地、元参、麦冬、贝母、薄荷、白芍、丹皮、甘草）加土牛膝、

银花。后两案则是因为病由肺热内闭心包或下结大肠所致，一则现有身热汗出而喘、神昏谵语、目赤舌绛、脉浮弦数等症，而用麻杏甘石汤合牛黄清心丸，在清宣肺气中兼清宫开窍；一则现有身热肢厥、闷咳气促、清窍干燥、烦躁、唇焦口渴、苔黄、大便不通、指纹沉紫等症，而用麻杏甘石汤合调胃承气汤，在清宣肺气中兼清肠通便。

刘某，女，72岁。

素患皮肤痒疹与头痛交替而作，至今未已。近时咳嗽夜甚，痰多色兼白黄青绿，夹血，有腥臭气，胸闷不舒，口味酸苦，食欲减退，腰膝酸痛，舌苔白黄而腻，舌质紫暗，脉弦数。1964年6月29日投以《千金》苇茎汤合《金匮要略》桔梗汤加味（芦根五钱，白茅根五钱，冬瓜仁五钱，生苡仁五钱，桃仁三钱，桔梗三钱，生甘草五钱，白芍三钱），连服四剂，咳嗽大减，痰由五花色转为白色，胸闷已舒，口不酸苦，食欲渐启，身不痒，头不痛，但仍腰膝酸痛，守上方再进数剂而痊愈。

从本例咳嗽胸闷、吐五花色腥臭痰等主要临床表现来看，病属肺痈无疑。本病是因湿热瘀浊蕴结腐败于肺中所致，法当开宣肺气，清利湿热，化瘀排脓，故用苇茎汤合桔梗汤获得速效。苇茎汤中的主药苇茎即芦根，性味甘寒，为清肺良药，既能清热生津，又能清利湿热。薏苡仁味淡性微寒，生用功能清利湿热，前人常用以治肺气积脓血、破毒肿，甚至独任以治肺痈咳唾脓血。桃仁性味苦甘平，功能去瘀血、止咳逆上气。瓜瓣究何所指，《金匮要略》原文不详，近人大都采用冬瓜子仁或西瓜子仁。冬瓜子仁性味甘寒（平），功能清热利湿，主治腹内结聚、破溃脓血，凡肠胃内痈，最为要药。西瓜子仁性味甘寒，亦为主治腹内结聚、破溃脓血、胃肠内痈的要药。由上述可见，苇茎汤确为主治肺痈的良方，而且方中薏苡仁、桃仁、瓜瓣三药亦常用于肠痈，如《金匮要略》的薏苡附子败酱散、大黄牡丹汤等。又本例用桔梗汤加白芍（亦可用赤芍或赤、白芍同用）还寓有《金匮要略》治肠痈之排脓散（枳实、芍药、桔梗）和排脓汤（甘草、桔梗、生姜、大枣）之意。王旭高注此二方说："排，斥也。脓，血肉所化也。前方枳实、赤芍佐以桔梗，直从大肠泄气破血，斥逐其脓；后方甘、桔、姜、枣，仍从上焦开提肺气，调和营卫，俾气行而脓自下……故欲消其痈，必先行血，欲排其脓，必先提气。举此以推，疡科之要可知矣。"于此亦可见其肺与大肠相表里的理论在临床上妙用之一斑。

徐某，男，55 岁。

一诊：1971 年 9 月 25 日。

患悬饮达二十余年。前十年间，右胸胁及其背部仅有不适感，此后逐渐由不适而疼痛，近四五年来，疼痛日益增剧，无法坚持工作，长期疗养无效。现在右胸胁终日逼闷疼痛不止，并牵引右颈和右背以及胃脘亦痛，痛有向内吸着感，由于右胸胁背终日疼痛，右半身常有束缚感，半咳不畅，如大声咳嗽则其痛更甚，痛甚时胸脘痞硬灼热，频频噫气，痰涎特多而经常从口呕出，呈泡沫或水样，其中有的稠黏胶结，吐在地上久久不干，大便秘结，小便短少，近日胃脘胀痛较甚，食欲不振，舌苔白黄而腻，脉象弦数有力。

白芥子一钱半，苏子一钱半，莱菔子一钱半，猪牙皂一钱半，甜葶苈子五钱，大枣一两，旋覆花五钱，橘络三钱，丝瓜络三钱。

二诊：9 月 26 日。

服上方一剂，半咳见松，尿量增多，胃脘胀痛减轻，守上方再进。

三诊：10 月 3 日。

进上方三剂，胃脘胀痛全除，噫气减少，半咳已畅，不仅完全咳得出来，而且可以大声咳嗽，但右胸胁背疼痛依然如故，痰涎仍多，改用十枣汤加味。

甘遂一钱半，大戟一钱半，芫花一钱半，大枣十枚，白芥子一钱半，旋覆花三钱，法半夏三钱，陈皮三钱，云苓五钱。

四诊：10 月 6 日。

服上方三剂，右颈疼痛和噫气呕痰以及舌苔均明显减退，自觉病去其半。唯右胸胁痛尚未见松，仍然便结尿短脉弦，守上方加甜葶苈子三钱、瓜蒌实一两。

五诊：10 月 12 日。

再服上方四剂，疼痛逼闷减去三分之二，右背痛已全止，右半身束缚感渐除。但右胸胁及胃脘与右侧颈筋仍有互相牵引之感，胃脘仍觉痞硬隐痛灼热，小便虽转长，大便仍闭结，有时肠鸣，舌苔薄白而腻，脉仍弦数，守上方出入。

甘遂一钱半，大戟一钱半，芫花一钱半，大枣十枚，白芥子一钱半，莱菔子五钱，旋覆花八钱，枳壳五钱，瓜蒌皮、瓜蒌仁各八钱，橘络三钱，丝瓜络三钱。

六诊：10 月 19 日。

服上方五剂，右胸胁痛范围日益缩小，现仅感右腋下及右肩胛骨下如有痰吸着在内而闷痛，并仍牵引右侧颈筋以致时时噫气，每当噫气作时必吐痰一口，色黄而稠黏，如噫气不作时则感到舒适，胃脘痞硬减轻，胃痛由持续性转为间歇性，右半身束缚感全除，大便仍结，二三日一行，粪成条，肠鸣减少，精神饮食基本恢复正常，自觉病去十之七八。但近日药下二三小时后胃中有不适感，因暂停十枣汤以观察之。

甜葶苈子五钱，大枣十枚，桔梗五钱，枳壳五钱，杏仁三钱，瓜蒌皮、瓜蒌仁各八钱，旋覆花八钱，莱菔子五钱，橘络三钱，丝瓜络三钱，陈皮三钱，前胡三钱，甘草三钱。

七诊：10月29日。

服上方六剂，右胸胁痛范围扩大，并牵引右背痛，舌苔薄白微黄而腻，脉仍弦数有力，仍用十枣汤加味。

甘遂一钱半，大戟一钱半，芫花一钱半，大枣三两，白芥子一钱半，苏子一钱半，莱菔子三钱，海浮石五钱，海蛤粉五钱。

八诊：11月4日。

服上方三剂，右胸胁痛范围又见缩小，右背痛亦大减，大便逐渐见松，先硬后软，色深黄，日行一次，或隔日一行，守上方加瓜蒌仁、瓜蒌皮各五钱，橘络、丝瓜络各一钱半。

九诊：11月13日。

服上方五剂，右胸胁痛减十之九，背痛全除，精神、饮食、二便均已正常，但胸脘仍稍有逼闷向内吸着感，仍微有咳痰，苔已退去，脉仍弦数，继予善后调理而痊愈。

钟某，男，44岁。

一诊：1974年1月12日。

患悬饮月余，左胸胁疼痛有沉重感，并觉其中常有水声，咳唾引痛尤甚，不能左侧而卧，否则咳甚，不思食，食后胃脘饱闷痞塞，大便不畅，舌根苔黄，脉沉细。

甘遂一钱半，大戟一钱半，芫花一钱半，大枣二两，白芥子三钱，旋覆花三钱，制香附三钱，云苓一两，橘络三钱，山楂五钱，六曲三钱，谷芽、麦芽各一两，鸡内金三钱。

二诊：1月14日。

服上方三剂，每天呕痰一次，胁痛咳嗽均见减轻，左侧卧亦不甚咳，大便日行三四次，呈不消化状，量少色黑，仍不畅利，小便短少黄赤，胃纳稍有好转，但食后仍有饱闷痞塞感，守上方再进。

三诊：1月20日。

再进上方三剂，近日又呕痰多次，量甚多，呈豆腐状，左胸胁痛渐除，已能左侧而卧，咳亦甚少。由于饮邪被逐，中气受挫，以致神疲肢倦，法当健脾益气，方用六君子汤加味以善后。

李某，女，44岁。

今年8月间患左侧胸膜炎，经西医药治疗炎症消退后，发生胸膜粘连，左胸胁闷痛至今未已，动则痛甚，阴雨天胸闷尤甚。1972年11月19日初诊，投以十枣汤加味（甘遂一钱半，大戟一钱半，芫花一钱半，大枣二两，白芥子一钱半，旋覆花三钱，法半夏三钱，陈皮三钱，云苓五钱，制香附三钱），连服十八剂，左胸胁痛基本解除，活动时已不觉痛，只是深呼吸时微有痛感，阴雨天仍感胸闷，复诊嘱守上方再进以竟全功。

陈某，男，41 岁。1976 年 1 月 8 日初诊。

患左侧胸膜炎已五个月，左胸胁闷痛，咳痰色白，口不渴，胃纳尚可，大便偏干，舌红苔白黄腻，脉弦。投以十枣汤加味（甘遂一钱半，大戟一钱半，芫花一钱半，大枣一两，白芥子一钱半，旋覆花五钱，制香附三钱，桔梗三钱，枳壳三钱，橘络三钱，丝瓜络三钱），连服五剂，胸胁闷痛全除，咳亦渐止。近日因事停药，虽然稍感胸闷，但未再发生胸痛，复诊嘱守上方再进以竟全功。

《金匮要略》痰饮咳嗽病篇指出："饮后水流在胁下，咳唾引痛，谓之悬饮。"《医宗金鉴》注："悬饮者，饮后水流在胁下，不上不下，悬结不散，咳吐引痛，即今之胁下有水气停饮胁痛也。"尤在泾注："脉沉而弦，饮气内聚也。饮内聚而气击之，则痛。十枣汤蠲饮破癖，其力颇猛。《三因方》以三味为末，枣肉和丸，亦良。"柯韵伯论本方说："仲景利水之剂，种种不同，此其最峻者也……甘遂、芫花、大戟辛苦气寒而秉性最毒，并举而任之，气同味合，相须相济，决渎而大下，一举而水患可平矣。然邪之所凑，其气已虚，而毒药攻邪，脾胃必弱，使无健脾调胃之品主宰其间，邪气尽而元气亦随之而尽，故选枣之大肥者为君，预培脾土之虚，且制水势之横，又和诸药之毒，既不使邪气之盛而不制，又不使元气之虚而不支，此仲景立法之尽善也。"中医所谓悬饮，相当于西医所谓渗出性胸膜炎，临床常用十枣汤逐水取效，但必实证始可用。今就上述治验分析之：

　　徐案悬饮病历二十余年，其顽固的程度不待言喻。从本例胸胁闷痛咳时尤甚、痰涎特多而脉兹有力来看，悬饮实证的临床表现是比较突出的。初诊本应采用十枣汤，但因年老久病，未敢早投，而选用较为平稳的葶苈大枣泻肺汤合三子养亲汤加味，虽然获得一些效果，但主症胸胁闷痛、痰涎特多依然如故。至三诊时才放胆用十枣汤加味，由于药证吻合，故初服三剂，患者即觉病去其半，继进九剂而病去十之七八。当时根据《黄帝内经》"大毒治病十去其六"的精神和药下胃中不适的反应，曾在六诊时停用十枣汤而改用初诊方加减两天，不料病势退而复进，因仍用十枣汤加味再服八剂，终使悬饮十去其九，并予调理而安。可见用毒药治病，只要药与证符，就应大胆放手，除毒务尽，而不应踌躇不前，或半途而废。何况十枣汤实有履险如夷之妙，非其他逐水峻剂可比。这里有必要提出讨论的是甘遂、大戟、芫花的性味、功用及其与甘草相反的问题：①甘遂、大戟、芫花的性味，柯韵伯谓"辛苦气寒而秉性最毒，并举而任之，气同味合，相须相济。"曹颖甫《经方实验录》载张任夫胸胁胀痛、干呕短气、脉弦的悬饮案，服十枣汤后，即感咽喉有辛辣刺激甚于胡椒，并有烦热口干声哑等反应，约经两小时许，才泻下臭水，而胸胁舒适转侧自如，调理而愈。从其药下即感咽喉辛辣刺激甚于胡椒并有烦热口干声哑等反应来看，显然与前人所谓大戟其根辛苦戟人咽喉之说一致（如研末用胶囊装吞，则可避免上述反应），也可与芫花性味辛温有关（现代药理研究证明芫花根中的挥发性油状物能刺激皮肤黏膜发疱）。但甘遂前人均言苦寒无辛味，是否也与上述反应有关，则尚待探讨。现代药理研究证明三药对消化道黏膜均有刺激作用，如果研末不用胶囊装吞，则必刺激咽喉而产生上述反应。本例采取十枣汤先煎服多剂，并无咽喉刺激反应，后来渐感胃中不适，在加重大枣为三两以护其胃后，即无不适之感。可见前人说"得大枣则不损脾"，确实是可信的。②甘遂、大戟、芫花的功用同为逐水，而同中有异的是，甘遂苦寒，攻水破血，力量虽与大戟相同，但攻坚之力尤为过之。芫花味辛苦性温，能达水饮窠囊隐僻之处，苦则内泄，辛则外搜，里外水闭，无不立应，不似甘遂苦寒只泄经隧水湿，大戟苦寒只泄脏腑水湿。又本例方用十枣汤还配合了控涎丹（《三因方》："紫大戟、白甘遂、白芥子微炒，各一两为末，姜汁打面糊丸如梧子大，每服十丸或二十丸，以津液咽下。若取利，则服五六十丸"），前人认为痰涎之为物，随气升降，无处不到，入于心则迷窍而成癫痫妄言妄见，入于肺则塞窍而成咳唾稠黏喘息背冷，入于肝则伏留蓄聚而成胁痛干呕寒热往来，入于经络则麻痹疼痛，入于筋骨则颈项胸背腰胁手足牵引隐痛，主以控涎丹，均有良效。此方大戟能泄脏腑之水湿，甘遂能行经隧之水湿，白芥子能散皮里膜外之痰气，唯善用者，能收奇功。现代药理研究证明，甘遂、大戟、芫花均能刺激肠管，增加肠蠕动，产生泻下作用，并能利尿，芫花且有止咳祛痰功效，这是基本符合前人经验的。③东汉时并无甘遂、大戟、芫花反甘草之说，这可从《金匮要略》痰饮篇中治留饮脉伏心下坚满的甘遂半夏汤中甘遂与甘草同用得知。现代药理研究初步证明，甘遂、大戟、芫花反甘草的作用与甘草用量有密切关系，即甘草用量与它们相等或少于它们时无相反作用，如甘草的用量大于它们时则有相反作用（不仅它们的泻下和利水作用明显减弱，且有使其毒性增强的倾向），这和上述《金匮要略》甘遂半夏汤方甘遂用量大者三枚和甘草用如指大一枚的用量比例的经验似有共用之处。但近人杨永华曾亲身体验说："甘草与甘遂相反，而《金匮》甘遂半夏汤乃甘遂与甘草并用。予曾以甘遂一钱、甘草四钱并服而验之，至二十分钟，觉肠鸣，至三小时后腹痛，肠鸣旋止，至六小时腹痛亦止，无他异也。又单服甘遂末三分，至半小时觉胃内炎热，一小时肠胃觉痛，且为上下奔豚，时而肠鸣，时而绞痛，此乃刺激肠腺蠕动，以助其泻泄之力，至二小时其痛由渐加重，三小时后大便一次，至四小时又入厕，见溏便，后又水泻二次，始愈。经此实验之结果，乃知《金匮》二药并用，非特不反，且用甘草正所以缓和甘遂之猛烈，比如大承气汤中之用厚朴以免硝、黄绞肠之患，同一理也。"以此，则甘草量大于甘遂服之亦无害。可见动物试验的结果，证之人体，并不尽然。近有学过中医的西医同志认为，甘草与甘遂、大戟、芫花相反，可能是对体内水液的相反作用而言，即甘草中的主要有效成分为甘草酸，水解后得甘草次酸，有类似肾上腺皮质激素样作用，能促进钠盐和水在体内滞留和钾离子的排出，健康人长期服用甘草浸胶后，能引起水肿，而这恰与甘遂、大戟、芫花的善于攻逐水饮以消除水肿的作用相反；又可能是指对胃肠黏膜的相反作用而言，即甘遂、大戟、芫花能刺激胃肠黏膜，而甘草能保护胃肠黏膜。但必须指出，中医所谓药物的相反，是指同用会引起严重不良后果（甚至致死）而言，否则就不成其所谓相反。所以临床中医一般是禁止同时使用相反药的。这和某些药物虽然作用相反，但常互相配合以成其功者，并无共同之处。因此，从刺激或保护胃肠黏膜等来理解甘遂、大戟、芫花与甘草的相反作用，显然不符合中医所谓相反的本意。由此还可进一步设想，十枣汤中大枣的作用同甘草相比，从保护胃肠黏膜来说是一致的。但张仲景为什么不用甘草而用大枣配甘遂、大戟、芫花？这样配伍的十枣汤固然屡建奇功，但如配以甘草，是否一定就会引起严重不良后果？这都有待今后从理论到临床不断地进行研究，以求得更为确切的解答。

　　钟、李、陈三案较徐案为轻，故均用十枣汤为主获得速效。又三案除用十枣汤为主合控涎丹外，还寓有吴鞠通治胸胁痛的香附旋覆花汤（生香附、旋覆花、苏子霜、杏仁、苡仁、半夏、陈皮、茯苓）意，并加了升降气机、疏通经络的桔梗、枳壳、橘络、丝瓜络，和健胃助运的山楂、六曲、谷芽、麦芽、鸡内金等药。其中并以陈案疗效更为满意（病历五个月，服药仅五剂而愈）。

　　痰饮咳喘胸胁闷痛之症，大都属于《金匮要略》所谓"悬饮"和"支饮"。前者病机主要在肝，以胁为肝所主，故其篇中有"水在肝，胁下支满，嚏而痛"之说；后者病机主要在肺，以胸为肺所主，故其篇中有"肺饮不弦，但苦喘短气"，"支饮亦喘而不能卧，加短气"，"支饮家，咳烦，胸中痛"之说。二者虽有区别，但又常相联系。如其篇中所谓"留饮者，胁下痛引缺盆，咳嗽则转甚"，尤在泾注："胁下痛引缺盆者，饮留于肝，而气连于肺也。"因此治法亦常相通。如其篇中既指出"病悬饮者，十枣汤主之"，又指出"夫有支饮家，咳烦，胸中痛者……宜十枣汤"。

以上胸胁闷痛治验，虽然主要是悬饮为患，但也包括支饮在内。如钟案左胸胁疼痛有沉重感，并觉其中有水声，咳唾引痛尤甚，不能左侧而卧，否则咳甚，服十枣汤合控涎丹加香附、旋覆花等后，不断呕出大量呈豆腐状的痰而缓解，就是明证。正因如此，上述各案，除十枣汤和控涎丹可以两治水在肝的悬饮和水在肺的支饮外，还用了支饮主方葶苈大枣泻肺汤（《金匮要略》"支饮不得息，葶苈大枣泻肺汤主之"）和宣利肺气泄降痰饮的三子养亲汤以及升降气机、疏通经络的桔梗、枳壳、橘络、丝瓜络等药。其中更值得指出的是香附旋覆花汤，此方载于《温病条辨》下焦篇，吴鞠通自按："伏暑湿温，积留支饮，悬于胁下，而成胁痛之症甚多，即《金匮》水在肝而用十枣之症。彼因里水久积，非峻攻不可，此因时令之邪与里水新搏，其根不固，不必用十枣之太峻，只以香附、旋覆善通肝络而逐胁下之饮，苏子、杏仁降气而化饮，所以建金以平木，广皮、半夏消痰饮之正，茯苓、薏仁开太阳而合阳明，所以治水者必实土，中流涨者开支河之法也。用之得当，不过三五日自愈。"其方用"生香附三钱，旋覆花三钱，苏子霜三钱，广皮二钱，半夏五钱，茯苓块三钱，薏仁五钱。水八杯，煮取三杯，分三次温服。腹满者加厚朴，痛甚者加降香末"。由于吴氏此方肝肺同治，故对痰饮积留于肝肺的悬饮、支饮都有良效（从吴氏所谓"积留支饮，悬于胁下，而为胁痛之证"来看，实已合支饮、悬饮而为一）。

毕某，女，34 岁。1971 年 12 月 16 日初诊。

患哮喘病已十二年。近因受寒剧作，咳嗽气喘，喉间痰鸣如水鸡声，怯寒甚，舌苔白，脉沉细弱。投以射干麻黄汤加味（射干三钱，麻黄三钱，半夏三钱，细辛一钱半，五味子一钱半，生姜三钱，大枣五枚，紫菀三钱，冬花三钱，白果一两，参茸黑锡丹一瓶），连服十剂，哮喘平定；12 月 28 日二诊守方减半量再进十剂，哮喘未再发作；1972 年 1 月 8 日三诊仍用上方十剂蜜丸如梧子大，每服三钱，温开水送吞，每日早晚各一次，以巩固疗效。

郑某，男，65 岁。

一诊：1963 年 4 月 14 日。

久患哮喘，冬寒尤甚。近日剧作，咳喘痰板气逼，喉间如水鸡声，腹胀甚，舌苔白，脉弦紧。

厚朴三钱，麻黄一钱半，干姜一钱半，细辛五分，五味子一钱半，半夏三钱，杏仁三钱，白前三钱，甘草一钱半，大腹皮三钱，大枣五枚。

二诊：4 月 17 日。

服上方三剂，咳痰易出，胸逼见松，腹胀大减，大便不爽，守上方加重杏仁、甘草各为四钱，再进五剂。

三诊：5 月 12 日。

服上方后，疗效停滞不前，守上方出入：

厚朴三钱，麻黄一钱半，射干三钱，半夏三钱，细辛五分，五味子一钱半，生姜一钱半，大枣三枚，大腹皮三钱，紫菀三钱，冬花三钱。

四诊：6月9日。

服上方二十余剂，哮喘大减，精神转佳，过去步行一里路中途必须停歇几次，现在接连缓行两里路并不感到吃力，痰少，不易咳出，腹胀已除，但大便仍不甚爽，守上方去大腹皮再进。并嘱另用陈皮五钱、甘草一两、食盐少许，煎汤代茶。

五诊：12月3日。

继服上方后，哮喘平定已半年。近日因自服高丽参蒸猪瘦肉两次后，胃脘异常难受，欲吐不吐，大便两日不解，自云寒痰为参、肉壅补而内结，要求吐、下以攻其邪实。但细加诊察，胸中不痞硬，腹中不胀满，按之又不痛，显然内无实邪结聚，只是由于胃失和降所致。法当和降胃气，方用二陈汤加味：

半夏四钱，陈皮三钱，云苓三钱，甘草三钱，苏梗四钱，谷芽一两。

六诊：12月4日。

服上方一剂，胃气即和而安，现已知识思食，大便亦通，但仍较干结，稍感头昏和疲倦，守上方加减以善后。

李某，女，40岁。

体较肥胖，久患哮喘不愈，每夜睡至十二时许，必因喘作而醒，即需起坐以待天明，渐渐习以为常。现面目微浮而脸色晦暗，特别怕冷，极易感冒，感冒即剧喘，食欲不振，大便常溏，舌淡苔白，脉象沉细。投以三拗汤合玉屏风散加白果（麻黄三钱，杏仁三钱，炙甘草三钱，生黄芪八钱，白术五钱，防风三钱，白果一两）。每日煎服一剂，并另用蛤蚧、红参、鹿茸等分共研细末，每服三五分，日二三次。患者坚持服至一年之后，哮喘竟获痊愈，随访多年，未见复发。

哮喘即喘而喉间痰鸣如水鸡声，是一种顽固病证。《金匮要略》指出："咳而上气，喉中水鸡声，射干麻黄汤主之。""咳而脉浮者，厚朴麻黄汤主之。"我常用射干麻黄汤和厚朴麻黄汤加减治疗哮喘获效，上述毕、郑二案即其例证。今就上方并结合有关方剂略加讨论：《伤寒论》表寒闭肺"无汗而喘"者主以麻黄汤；表寒里饮咳喘不渴者主以小青龙汤；表热迫肺"汗出而喘"者主以麻杏甘石汤。《金匮要略》"咳而上气，此为肺胀，其人喘，目如脱状，脉浮大者，越婢加半夏汤主之"；"肺胀咳而上气，烦躁而喘，脉浮者，心下有水气，小青龙加石膏汤主之"。于此可见，仲景治实喘，寒证多用麻黄汤以宣肺散寒，或用小青龙汤以宣肺散寒蠲饮，热证多用麻杏甘石汤以宣肺清热，或用越婢加半夏汤以宣肺清热蠲饮。尤在泾注越婢加半夏汤证说："外邪内饮，填塞肺中，为胀为喘，为咳而上气，越婢汤散邪之力多，而蠲饮之力少，故以半夏辅其未逮。不用小青龙者，以脉浮且大，病属阳热，故利辛寒，不利辛热也。目如脱状者，目睛胀突，如欲脱落之状，壅气使然也。"又注小青龙加石膏汤证说："此亦外邪内饮相搏之证，而兼烦躁，则夹有热邪，麻、桂药中必用石膏，如大青龙之例也。又此条见症与上条颇同，而心下寒饮，则非温药不能开而去之，故不用越婢加半夏，而用小青龙加石膏，温寒并进，水热俱捐，于法尤为密矣。"至于麻黄汤宣散肺寒和麻杏甘石汤宣清肺热，则只能主治外邪壅肺而内无伏饮之证。由此不难看

出，射干麻黄汤与厚朴麻黄汤两方都用麻黄配合半夏、干姜
（或生姜）、细辛、五味子为主以宣肺散寒蠲饮而平喘止咳，基
本上具有小青龙汤的作用。而厚朴麻黄汤中更配以石膏，则具
有小青龙加石膏汤的作用（这两方所主治的脉证条文应合参。
又厚朴麻黄汤中厚朴与杏仁同用，还应与《伤寒论》"喘家作
桂枝汤，加厚朴、杏子佳"合参）。我治冷哮，常用射干麻黄
汤为主。此方与小青龙汤不同处，主要是射干一药，此药性味
苦平，主治咳逆上气，功能开泄顽痰瘀血、散结定逆。由于射
干开通泄降而功偏于上，极合哮喘病机，故不论冷哮、热哮都
适用。但射干麻黄汤方用射干配合麻、半、姜、细、味等宣肺
散寒蠲饮之药，则只对冷哮有良效。且因此方在小青龙汤的基
础上去桂枝的辛热，易射干的苦平，并配紫菀和冬花的温润，
具有温而不燥的优长，较之小青龙汤更为平稳。现再就上述三
案分析之：

　　毕案的冷哮，用射干麻黄汤获得比较显著的近期疗效。因
症见怯寒甚而脉沉细弱，故加参茸黑锡丹以壮元阳而纳肾气。
至于加入白果，则是为了加强其除痰定喘的作用。此药性味甘
苦平涩，功能化痰涤垢、益肺气而定喘咳。方书用银杏治喘，
乃治喘之哮者，是因胸中之痰，随气上升，黏结于喉咙，以及
会厌悬雍，致气出入不得快利，与痰引逆相击而作声。此果经
霜乃熟，秉收降之气最专，故气血之凝滞而为痰为浊者宜之。
相传金陵一铺，治哮喘白果定喘汤，服之无不效者，其人因此
起家。其方为：白果二十二个（炒黄），麻黄三钱，苏子二钱，
款冬花、法制半夏、桑白皮（蜜炙）各二钱，杏仁（去皮尖），

黄芩（微炒）各一钱半，甘草一钱。水三杯，煎取二杯，分作二服。于此可见白果定喘汤之功。但白果定喘汤方寒热并用，虽对肺寒膈热喘咳有良效（例如陶某，患慢性支气管炎，近因感寒剧作，喘甚于咳，痰板难出，咽喉干痛如烟火熏灼，口苦，胸中烦热，舌苔白黄，脉象浮弦。多方治疗少效，投以白果定喘汤全方加蛇胆、陈皮末，初服五剂，喘咳大减，再进五剂，喘平咳止，诸症全除）；若纯属冷哮，则不宜用。但如减去桑白皮和黄芩，加入射干、干姜（或生姜）、细辛、五味子、紫菀，亦可用于冷哮。又从郑案冷哮腹胀采用射干麻黄汤合厚朴麻黄汤加减获得良好的治疗过程来看，一、二诊时未用射干，疗效虽有但不显著，三诊加用射干后，才获得显著疗效，而且半年没有复发过。射干治哮之功，于此可见一斑。上述二例哮喘都是以治肺的射干麻黄汤为主的，但哮喘是一种极其顽固的慢性病，常常由肺损及脾肾，而需在治肺的同时兼治其脾肾，才能取效。例如李案哮喘病机即属肺脾肾三脏虚寒，由于肺脾气虚，故极易感冒，食欲不振，大便常溏，舌淡苔薄白；由于肾阳衰微，故子夜喘甚，特别怕冷，面目微浮而脸色晦暗，脉象沉细。因此，采用三拗汤合玉屏风散加白果作汤常服，以补肺脾之气而宣散寒邪，并防止感冒；同时长服参蛤散和鹿茸末以壮元阳而纳肾气，坚持一年，竟获痊愈。

三、心悸闷痛

蒋某，男，38岁。

患频发性室性早搏已半年多，脉弦而时结时促时代（偶有

二、三联律），舌质暗红，边有瘀斑而苔微黄，右胸闷痛，痛点固定，心悸时作，气短不能多说话，神疲乏力，烦躁寐差，有时口干口苦尿黄，久治无效。初诊投以炙甘草汤（炙甘草一两，生地二两，麦冬一两，阿胶二钱，麻仁三钱，党参三钱，桂枝一钱半，生姜三片，红枣十枚，白酒二匙），连服五剂，早搏大为减少，夜寐亦安，但仍气短乏力，不能稍事体力劳动；复诊守上方加重党参为一两，更加红参一钱，再进十剂，早搏基本控制，气力增加，可以多说些话，也可稍事体力劳动；最后仍守上方加减以巩固疗效。

吴某，男，41岁。

近患频发性室性早搏，两脉时结时促时代（二联律较多，有时出现三联律），心前区常有压迫逼闷感并有时微痛，咽喉口舌干燥，鼻腔灼热，舌红，大便偏结，胃纳尚可，夜寐尚安。在某医院住院，经用西药治疗，未能控制早搏。请我会诊，投以炙甘草汤（炙甘草一两，生地二两，麦冬一两，阿胶二钱，麻仁三钱，党参五钱，桂枝一钱半，生姜三钱，大枣五枚，白酒二匙），连服五剂，早搏即基本控制（每次药下，可控制早搏达七八小时），自觉轻松舒适。复诊守上方再进十五剂，心前区压迫逼闷感完全消失，脉未再出现二、三联律。

徐某，女，37岁。

患室性早搏已三四年，每晚静卧（尤其是向左侧卧）即作，有时有二、三联律，每当精神激动时则剧作，脉搏每分钟80跳，而早搏多达二三十次，并感心慌，胸闷微痛，夜寐多梦，咽喉口舌干燥，大便结，舌少苔，无腹满，无浮肿，血压正常。

投以炙甘草汤（炙甘草一两，党参五钱，桂枝一钱半，生姜三片，红枣五枚，生地二两，阿胶二钱，麻仁三钱，白酒二匙），连服十余剂而痊愈。

《伤寒论》炙甘草汤所主治的"脉结代，心动悸"，是属心脏气血虚弱导致气血瘀滞之候。本证病机属虚实相兼而以虚为主，本方治法为补通并用而以补为主。因此，本方应用于本证，必须是虚多实少的才适宜，而且还须根据心脏气血两虚病机的寒热多少而灵活加减其温清药量，才能提高疗效，已如前述。以上三例治验，都因阴血偏虚，热象显著，而重用了生地和麦冬，并获得显著疗效。这里必须指出的是：（1）结、促、代脉都有歇止，止无定数的叫做结（迟中一止）、促（数中一止），止有定数的叫做代（如二联律、三联律等）。过去一般认为结、促可治而代则主死，由此看来，古本《伤寒杂病论》所谓"伤寒脉结促，心动悸者，炙甘草汤主之"，似较朱本《伤寒论》所谓"伤寒脉结代，心动悸，炙甘草汤主之"为妥。但临床实践证明，不仅脉结、促者可生，即代也非必死之脉，而且结、促、代三脉有时还可以出现在同一个心脏病人身上，上述蒋、吴、徐三案即其例证。（2）近时不少临床医生采用炙甘草汤方治疗某些心脏疾病，虽然获得一定的效验，但也有时带来不良的后果。因此临床运用时，必须严密注意其禁忌证，例如：①浮肿者禁用：凡因水湿停留而致浮肿的心脏疾病，如果误用炙甘草汤，常使浮肿更盛而恶化病情。因为方中有甘草、生地、阿胶、麦冬等补药能够助长水湿的缘故。②中满、便溏者禁用：凡心脏病而见中焦脘腹胀满的，多因脾胃中气失运，不能升清降浊所致。方中不仅炙甘草壅中助满为必禁之药，即阿胶、生地、麦冬、红枣等滋补药也在所禁。又因脾虚生内湿而致大便溏泻者也当禁用胶、地、麦、麻等滋润药。③咳血者禁用：凡心脏病而见咳血的，多因心火上克肺金所致，而方中桂枝、生姜和酒等辛热药能够助火克金，自不宜用。

孙某，女，19岁。1971年9月21日初诊。

患风湿性心脏病，胸闷微痛，动则气喘，心悸头昏，怯寒肢冷，血压低至80/50mmHg，口淡不思食，胃脘及左胁下痞闷而按之微痛，舌苔白黄润滑，脉沉细弱。投以四逆汤合理中汤加味（熟附子三钱，炮干姜一钱半，炙甘草一钱半，党参五钱，焦白术五钱，桂枝三钱，陈皮三钱），连服二剂，胸闷大减，血压升至110/90mmHg，脉力转旺，四肢回温，但仍胃脘痞痛，不思饮食；9月23日二诊改投香砂六君子汤加味（广木香三钱，砂仁三钱，党参五钱，白术五钱，云苓五钱，法半夏五钱，陈皮五钱，炙甘草一钱半，谷芽、麦芽各五钱，参茸黑锡丹一瓶），再进六剂，胃脘痞痛全除，知饥食香；因自停药多日，胸又闷痛，脉沉细，10月10日三诊再投四逆汤合理中汤加味如前，服五剂，胸闷痛全除，气不喘，心不悸，头不昏，但左胸胁下时有灼热感，并见面浮尿急阴中不适，胃脘又感痞痛而不思饮食；10月15日四诊改用白茅根一两、生苡仁五钱、赤小豆五钱、云苓一两、北沙参五钱、党参五钱、柏子仁五钱、六曲三钱、谷芽一两、麦芽一两，连服十剂，左胸胁下灼热感消失，小便畅利，面浮消退，胃脘痞痛又除而知饥食香，胸闷心悸未再发作，继予善后调理。1978年4月间，据其胞姐因病就诊时面告，她的风湿性心脏病曾经医院反复检查证实确已痊愈。多年来，一直担负比较繁重的工作，旧病从未复发过。

本例症见无热恶寒、四肢厥冷、心胸闷痛、动则气喘、脉沉细弱，显属少阴心肾阳虚之候，故主以四逆汤温补少阴心肾阳气。又因少阴火衰不能生土，以致脾阳不振，而见口淡不思食、胃脘痞痛之症，故辅以理中汤温补太阴脾阳。由于药证相符，故初服二剂，即胸闷大减而肢温脉起压升（血压由80/50mmHg升至110/90mmHg）；再服五剂，胸闷痛、气喘、心悸、头昏全除。并在间服香砂六君子汤六剂后，胃脘痞痛亦除而知饮食香。但在后期出现的左胸胁下灼热和面浮、尿急、阴中不适之症，显属本有湿热内蕴（这可从初诊时舌苔白黄润滑看得出来），因迭进四逆、理中等热药助长了湿中之热所致，故改用白茅根、生苡仁、赤小豆清利湿热为主之方即愈。究其湿热之来源，当是由于火不生土，脾虚生湿，湿遏生热所致。但因这是病之标，而非病之本，故在前期用四逆合理中以治其虚寒之本，而未遑顾及其湿热之标，虽然产生了湿中热炽的后果，并不能因此而归咎于姜、附的药误，须知本例如不先温固其里，是难以清利其标的。

四、失眠

田某，男，43岁。1974年10月5日初诊。

患失眠已五六年，每晚只能入睡二三个小时，即使入寐亦多梦纷扰，有时甚至彻夜不眠，以致头常昏痛，并伴健忘、心悸，汗多，间或胸部逼闷而气难透出，神疲肢倦，便溏日行二次，晨起咳嗽痰多色白，舌苔薄黄，脉细弦数。投以酸枣仁汤加味（酸枣仁一两，朱茯神五钱，知母五钱，生甘草五钱，川芎三钱，柏子仁一两，夜交藤一两，合欢皮一两，丹参一两，五味子三钱，党参五钱，莲子五钱，山药五钱），连服五剂，失眠显著改善，每晚能睡五六个小时，梦亦减少，头昏痛亦减轻，但仍咳嗽痰多；二诊守上方加法半夏、陈皮、竹茹各三钱，枳实一钱半，合温胆汤于酸枣仁汤中，再进五剂，失眠基本解除，患者大感舒适；三诊仍守上方加减以巩固疗效。

本例由于心肝血虚火旺，神魂不宁，以致长期失眠，寐少梦多，甚至彻夜不眠，头常昏痛，健忘心悸汗多，脉细弦数。从其间或胸部逼闷而气难透出来看，可见不仅心神严重不安，而且心气渐趋阻滞。又从其便溏、神疲肢倦、晨起咳嗽、痰多色白来看，可见兼有肺脾气虚而内蕴痰湿。初诊采用《金匮要略》酸枣汤加柏子仁、五味子、丹参、夜交藤、合欢皮滋养心肝阴血以安敛神魂为主，稍佐既补脾肺又安心神的党参、山药、莲子，尚未注重痰湿。只是在连服五剂失眠显著改善后，由于仍然咳嗽痰多，才加入半夏、陈皮、竹茹、枳实，寓温胆汤于酸枣仁汤中以化痰湿。温胆汤不仅能化痰湿以和胃，且为痰热扰心以致失眠的良方，故改投五剂，失眠即基本解除。

这里还有必要谈到的是：

《金匮要略》酸枣仁汤（酸枣仁、甘草、知母、茯苓、川芎）中的川芎，性味辛温走窜，上行头目，下行血海，为血中之气药，既能养血活血化瘀，又能行气解郁止痛。它在本方中的作用是，能使其滋养阴血而不致凝滞，安敛神魂而不致闭塞。

且血虚火旺失眠者，肝气多郁而不舒，而常见头痛眩晕或胁痛等症。因此，在养血清火药中，伍以一味疏肝解郁的川芎很有必要。何况现代药理研究证明，川芎具有中枢抑制作用，能延长睡眠时间，并能降压。它还能使冠状动脉血流量增加和血管阻力下降，有抗急性心肌缺血缺氧作用，能改善冠心病心绞痛患者的心肌供氧和需氧的不平衡状态。本例失眠严重、头常昏痛间或胸部逼闷而气难透出，更可见其用川芎是必要的。由此可知，有人认为用酸枣仁汤治血虚火旺失眠应去辛温走窜的川芎，是不够正确的。

温胆汤安眠应与半夏汤安眠合参。这里附介几例治验：①金某，女，21 岁。久患失眠，每晚只能入寐三四个小时，即使寐亦多梦易醒，醒时口苦，但不干渴，痰多食少，食后噫气，多食则吐，进干饭则梗阻胃脘，大便隔日一行而硬结涩痛难下，舌润，脉濡细稍数。1963 年 4 月 23 日初诊投以《灵枢》半夏汤加味（半夏一两，糯米二两，夜交藤一两），连服三剂，失眠显著好转，每晚上床不久即能入寐直至天亮，只是稍有响声即被惊醒，但亦随醒随睡，不似过去醒则不能再入睡，大便虽仍硬而易出，不似过去艰涩难下，痰亦大减，食欲渐开，但食后仍感胃脘不适而时时噫气；复诊守上方加旋覆花、陈皮、甘草各五钱，再进三剂，大便通畅，失眠痊愈。②董某，女，49 岁。久患失眠，每晚只能入寐三四个小时，即使寐亦多梦易醒，口淡乏味，饮食大减，午后腹胀，舌润，脉微弱。1963 年 10 月 22 日初诊投以《灵枢》半夏汤加味（法半夏一两，糯米二两，夜交藤一两），连服五剂，失眠显著改善，每晚能安睡七个小时左右。复诊守方加减以巩固疗效。③徐某，女，51 岁。患失眠症已十多年，每晚至多能入寐三四个小时，甚至彻夜不寐，饮食大减，口淡出水而有时喉舌干燥，大便结隔日一行而色深黄，晨起舌苔白厚，脉细弱稍数。1963 年 12 月 13 日投以《灵枢》半夏汤加味（法半夏一两，糯米一两，夜交藤一两，陈皮一两，甘草五钱，生谷芽、生麦芽各一两）。1964 年 3 月 6 日据患者爱人面告，服上方二十余剂，失眠痊愈，未再复发。④黄某，女，44 岁。久患失眠，近时加剧，每晚只能入寐二三个小时，甚至彻夜不寐，即使寐亦多梦纷扰，心下痞满，口淡乏味，不思饮食，食后梗阻胃脘，有时胃中灼热，大便软色黄黑而二三日一行，舌红，脉细弱。1976 年 7 月 6 日初诊投以温胆汤合半夏汤加味（竹茹三钱，枳实五钱，法半夏五钱，陈皮五钱，云苓五钱，甘草二钱，糯米一两，川黄连一钱半，丹参一两，夜交藤一两，合欢皮一两），连服三剂，心下痞满解除，失眠显著好转，每晚能入寐五六个小时，而且梦少，但头剂未加糯米，服后胃感不适，二、三剂加了糯米则无此感，现觉胃中舒适，口味好转，食增神旺。复诊守上方加减以巩固疗效。上述用半夏汤和温胆汤以安眠的四例治验，都属和胃安神法。由于胃络通心，心胃关系密切，故胃不和的，可使心神不安而见失眠之症。如《素问·逆调论》说："不得卧……是阳明之逆也……阳明者，胃脉也，胃者六腑之海，其气亦下行，阳明逆，不得从其道，故不得卧也。《下经》曰'胃不和，则卧不安'，此之谓也。"又《灵枢》说："或令人目不瞑不卧者……饮以半夏汤一剂，阴阳已通，其卧立至……此所谓决渎壅塞，经络大通，阴阳和得者也。"或谓半夏味辛，辛能泄散，而多涎甚滑，则又速降。《灵枢》所云阳气满则阳跷盛，不得入于阴，阴虚则目不得瞑，饮以半夏汤通其阴阳，其卧立至。其实所谓阳跷盛者，只是阳升太过，阴不涵阳，故不得眠，唯此善降，则阳入于阴。此即其治不得眠之真旨。秫米即糯米，性味甘平，其有或云微温，或云微寒者，可能是按南北产地而分，即北糯性应微寒而南糯性应微温，因此，前人既说它能益阴气而利大肠，又说它能暖脾肾以止虚寒泄利。有人认为，半夏汤中的秫米，只有用甘而微寒功能益阴气利大肠的北糯配合半夏的开宣滑降，才能达到上述"决渎壅塞，经络大通，阴阳和得"的安眠目的；若用南糯则不然，因为它甘而微温，功能暖脾胃、坚大便，不符合上述阳盛阴虚，夜不得瞑的病机之故。但从前人所谓糯米服之使人多睡来看，则南糯亦未尝不可用。其实，糯无分南北，都有平补脾肺气阴的作用，即既能益气，也能益阴，只是性味甘平，属于平补罢了。秫糯虽属黏滞之物，但又具有润滑之性，黏滞益气固能实大肠，润滑益阴则能利大肠，故与温补药同用可止虚寒泄利，而与滋补药同用又能通阴虚便秘。尝见有些脾胃虚弱而大便失调之人，有食糯米而大便成形的，也有食糯米而硬便转软的。我脾胃素弱，消化不良，，家人常禁止我食糯米，而我则喜食之而快然无所不适。可见所谓糯米黏滞难化、脾胃虚弱者忌食之说，并不尽然。我认为糯米为平补脾胃的食品，在脾胃虚弱而无食积痰阻水停的脘腹胀满时，稍稍食之，实有利而无弊。又从秫米能治筋骨挛急和久食令人身软缓人筋来看，可见秫糯具有较强的柔缓作用。失眠为精神紧张所致，服之能使紧张的精神为之松弛，故能安眠。但本寐安之人过服之，又可使人多睡。由此可知，半夏汤是以半夏和胃安神为主，糯米缓急安神（并能养胃和中）为佐。半夏和胃，当是指其开宣泄降胃中浊阴之邪而言。至于上述半夏汤"治不得眠之真旨"是"阳升太过，阴不涵阳"，半夏"善降"，则"阳入于阴"。其言似是实非。如果是属"阳升太过，阴不涵阳"，那就成为阴虚阳亢的火旺失眠，必须采用滋阴潜阳以清火安神之法才能奏效，而绝非半夏汤所能胜任。《灵枢》所谓阳跷盛不能入于阴而阴虚目不得瞑，应该是指胃为浊阴之邪所壅塞而不和，以致心阳（火）阻于上（阳盛）而不得下交于肾，同时肾阴（水）阻于下而不得上交于心（阴虚），于是心肾水火不得相交而失眠（由此可以领会脾胃中土为心肾水火相交之媒介的理由所在）。因此，采用半夏以开宣泄降中阻于脾胃的浊阴之邪，即所谓"决渎壅塞"之意。而脾胃壅塞解除，"经络大通"，心肾水火上下相交之路无阻，于是"阴阳和得"，"阴阳已通，其卧立至。"

梁某，男，36岁。

病因大惊而起，日夜恐惧不安，晚上不敢独宿，即使有人陪伴，也难安寐而时自惊醒，白天不敢独行，即使有人陪伴，也触目多惊而畏缩不前。每逢可怕之事（即使并不足怕的事也常引以为怕），即自发呆而身寒肢厥拘急并引入阴筋，手足心出汗，发作过后则矢气尿多。饮食减少，舌淡苔白，脉弦。初诊投以桂枝汤去芍药加龙、牡等（桂枝四钱，炙甘草八钱，生姜三钱，大枣六牧，生龙骨一两，生牡蛎一两，远志三钱，桂圆肉二两，小麦二两），连服三剂，夜寐渐安，恐惧感明显减退，发呆次数大减，可以独自出外行走，不再需人陪伴；但时当夏令，犹穿夹衣，自汗恶风，复诊守上方加生黄芪五钱、白芍三钱，再进数剂而病获痊愈。

《伤寒论》以桂枝去芍加蜀牡龙汤或桂甘龙牡汤主治惊狂卧起不安或烦躁之症，并明言是因误治亡阳所致，可知其证属心肝阳虚而神魂不宁之候，而其方则属温补心肝阳气以安定神魂之剂。此方对心肝神魂不宁的虚寒证颇有效验。本例由于心肝阳虚内寒而神魂不宁，故日夜恐惧不安。其身寒肢厥而拘急，为少阴心阳不足，不能温养血脉所致。其引入阴筋而脉弦，为厥阴肝阳不足，不能温养筋脉所致（肝主筋，足厥阴经脉抵少腹，络阴器）。因此采用桂枝汤去芍加龙、牡为主。桂枝汤本来是一个阳中有阴之方，减去芍药，就成为一个纯阳之剂，它不仅能温心阳以通血脉，而且还能温肝阳以疏达木气（前人有"桂枝疏木而安动摇"之说）。加龙、牡者，取其重镇固涩以安定神魂；加桂圆和远志者，增强其养心安神之力；加小麦者，寓甘麦大枣汤于其中，取其既能养心安神，又能缓肝之急。在获得显效后，由于患者自汗恶风，更加黄芪和白芍，则是取其益卫固表敛汗之功。

五、腹痛泄泻

王某，男，46岁。1974年10月10日初诊。

患慢性结肠炎多年，泄泻时作时止。近因受寒复发，大便溏泻，腹痛肠鸣，纳差厌油，腰痛尿频，舌淡脉微。投以理中汤合四逆汤（炮干姜一钱半，白术一两，党参五钱，炙甘草一钱半，熟附子三钱，云苓五钱），连服五剂，腹痛全除，肠鸣减轻，便溏渐止；复诊守方再进以巩固疗效。

本例因久泻损伤太阴脾阳，而脾虚又生内湿，"湿胜则濡泄"，这就是本例的病理基础。从其久患泄泻痼疾而因受寒（外感风寒或内伤生冷）复发以致腹痛肠鸣、纳差厌油来看，显属伤寒直中太阴之候。并可知伤寒之所以会直中太阴，是因太阴脾阳素虚，伏有内湿，给了外寒以可乘之机所致。又从其兼见腰痛尿频、舌淡脉微来看，可见少阴肾阳亦虚，病机已由中焦太阴脾进一步发展到下焦少阴肾，因此，采用理中汤合四逆汤以两温脾肾，并获得显著疗效。

陈某，男，27 岁。

患十二指肠球部溃疡和慢性结肠炎已多年，经常腹痛泄泻，时作时止，先投香砂六君子汤等方获效，曾使病愈半年多。继因感冒多次，迭进清热解毒的感冒冲剂后，致使腹痛泄泻又作，左少腹不适，不思食，舌苔白黄厚腻，脉沉细弱，再投上方无效，乃改用附子理中汤（炮干姜三钱，焦白术八钱，党参八钱，炙甘草三钱，熟附子三钱），连服二十六剂，腹痛泄泻全除，大便成条色黄，左少腹不适感消失，胃纳精神转佳，脉力转旺，因改服附子理中丸以巩固疗效。病愈数月后，因检查粪便发现有少量阿米巴原虫，而在服西药"安痢生"后泄泻又作，但再进附子理中汤即愈。

从本例腹痛泄泻痼疾的治疗过程来看，前期处在脾气虚阶段，故采用香砂六君子汤等方有良效；后期由于多次感冒过服清热解毒成药，致使旧病复发，其所以再进香砂六君子汤无效，是因误服寒凉药太过，伤及脾阳，病程已由脾气虚阶段发展到脾阳虚阶段，这就非健补脾气的香砂六君子汤所能胜任，故改用理中汤以温补脾阳，并获得显著疗效。又从病愈数月后因粪检发现阿米巴原虫而在服西药"安痢生"后旧病复发再进附子理中汤即愈来看，亦可见其病原疗法和辨证疗法在临床上得失之一斑。

潘某，女，2岁。

出生后不久，即经常大便溏泻，并日益加甚，继且发热不退，四末厥冷，神疲，不思食，渴不多饮。先投补中益气汤去当归加干姜，身热渐减，而便溏不已。继因受寒，鼻流清涕，咳嗽痰多，身热复增，便溏加甚，日行五次，完谷不化，乃改投附子理中汤加味（熟附子三钱，炮姜三钱，白术五钱，党参五钱，炙甘草五钱，生姜三钱，红枣三枚），服一剂后，便溏即减为日行一次，咳痰亦减，稍思饮食，精神转佳。但因药后晚上烦躁不安，未敢续投，而于次日改用前方。服后虽然热减食增神旺，但便溏又增至日行三次，因再投附子理中汤一剂，服后当晚不但未再发现烦躁，反得安睡。更服一剂，便溏又减为日行一次，而且稀粪转稠，四末回温。最后仍用补中益气汤去当归加附子、干姜以巩固疗效。

本例是属脾胃气虚发热之候，故采用甘温除热法的补中益气汤方获效。但因其病已由脾气虚发展到脾肾阳虚，加之寒邪直中太阴，泄泻完谷不化，是即仲景所谓伤寒下利清谷之症，这就非补中益气汤所能胜任，故改投附子理中汤以两温脾肾，并获得泻止肢温的显著疗效。

姜某，女，57岁。

平素脾胃虚弱，稍进油腻食物则泄泻。近因饮食失调，腹痛泄泻日十余次，多药少效，神疲肢倦，不思食，口干苦，舌苔白黄而腻，脉沉而弱自云泻得体力支持不住，迫切要求止泻。初诊投以理中汤加味（炮干姜五钱，焦白术一两，党参一两，炙甘草三钱，川黄连三钱，葛根五钱），并兼用附子理中丸（日三颗，分三次吞），连服五天，腹痛泄泻全止，大便成条，胃纳好转，口不干苦，舌苔亦退。复诊但用理中汤（炮干姜三钱，白术一两，党参一两，炙甘草三钱）再服五剂而痊愈。最后嘱用附子理中丸以巩固疗效。

本例脾胃素弱、内有伏湿可知，故稍进助湿的油腻食物则泄泻。从其腹痛泄泻、不思食、脉沉弱来看，固属太阴脾脏虚寒之候；从其口干苦、舌苔白黄而腻来看，则属湿热内蕴胃肠之症。但病机重点在于太阴脾脏虚寒，故以理中汤温脾祛寒为主，并以黄连清热燥湿为佐，加葛根者取其升津止泻，兼服附子理中丸者以加强其温脾止泻之力。由于药与证合，故获显效。

从《伤寒论》太阴病篇"自利不渴者，属太阴，以其脏有寒也，当温之，宜服四逆辈"来看，可见太阴病里寒虚证虽应以理中汤为主方，但四逆汤方亦可用。因为四逆汤方中的主药附子，虽属温补少阴心肾的主药，但也是温补太阴脾阳的要药之故。也正因此，后世合二方为一，名之曰附子理中汤（丸），适应范围就比较广而更有力了。

六、噫气痞满

张某，男，41 岁。1973 年 10 月 30 日初诊。

今年七月中旬患噫气症，至今三个多月，多药少效。现仍噫气频作，动则增剧，静则稍减，心下痞硬，不思食，口干渴饮。投以旋覆代赭汤合橘皮竹茹汤加减（旋覆花一两，代赭石一两，橘皮一两，竹茹三钱，半夏五钱，枳壳三钱，麦冬五钱，枇杷叶五钱），连服七剂，噫气减去十之六七（自云前两剂缺代赭石则无效），心下痞硬全除，脘腹舒适，食增（每餐能食四两米饭），渴止；复诊守方再进数剂而痊愈。

本例主症恰与《伤寒论》所谓"心下痞硬，噫气不除者，旋覆代赭汤主之，"吻合。但因旋覆代赭汤方药性偏温，只适宜于胃寒痰阻气逆之证，又和本例噫气不除、心下痞硬而口干渴饮的胃热痰阻气逆之证同中有异，因此，采用旋覆代赭汤合橘皮竹茹汤加减，并获得显著疗效。

范某，女，33岁。

去秋起病即感神疲肢倦而难以起床，久治少效。现仍四肢乏力，时当夏月，犹穿毛衣，心下痞满，不思饮食，稍多食即吐出，并带酸水，时时噫气或唾痰，时有气上冲胸，肠鸣便溏，舌淡苔白，脉沉弱。初诊投以理中汤合吴茱萸汤加味（干姜一钱，白术三钱，党参三钱，炙甘草三钱，吴茱萸一钱，红枣三枚，半夏二钱，陈皮二钱，云苓三钱，黄芪三钱），连服六剂，心下痞满大减，腹中气不上冲，知饥思食，白苔见退，脉力转旺，唯仍时有噫气；二诊守上方去吴茱萸、红枣，加旋覆花三钱、代赭石五钱，再进十二剂，噫气渐止，三诊仍守上方加减以善后。

平某，男，58岁。1963年4月11日初诊。

心下痞满，时有气从脐腹上冲心胸而痛，并吐酸水，不思饮食，神疲肢倦，舌苔白润，脉象濡缓。投以吴茱萸汤加味

（吴茱萸三钱，生姜三钱，红枣三枚，党参五钱，桂枝三钱，炙甘草三钱，半夏四钱，干姜三钱，旋覆花五钱，代赭石五钱），连服三剂，腹中气不上冲，自觉舒适，精神转佳；4月14日二诊守方再进六剂，诸症基本解除，唯食后仍稍感痞闷；4月20日三诊守上方去吴茱萸、代赭石，加陈皮三钱，服至5月5日，病已基本痊愈，最后改用六君子汤加味以善后。

李某，女，22岁。

心下但痞满而不痛，饮食减少，时时噫气，口苦，大便易溏，舌苔白黄厚腻，脉迟而弱。投以半夏泻心汤加减（半夏五钱，干姜三钱，黄连一钱，黄芩一钱半，党参三钱，炙甘草二钱，红枣三枚，旋覆花五钱，代赭石五钱），连服三剂，病即基本解除，继予调理而痊愈。

以上三例治验，前两例都属虚寒证，但一则重点在脾胃，故主以理中汤，一则重点在肝胃，故主以吴茱萸汤；后一例则属中焦寒热虚实错杂证，故主以半夏泻心汤。今分析之：

范案病起即感神疲肢倦难以起床，时当夏月犹穿毛衣，心下痞满食不下，噫气吐酸，肠鸣腹泻，舌淡苔白，脉沉而弱，显属太阴脾脏虚寒之证，这和《伤寒论》吐利不渴、腹满食不下、脉缓弱的太阴病是符合的，故采用理中汤为主温补脾阳以化寒湿。但因其兼有肝寒气逆的气上冲胸之证，故又合用吴茱萸汤以温肝降逆。

平案主症是时有气从脐腹上冲心胸而痛、心下痞满、不思饮食、时吐酸水，乃肝胃虚寒，中气不运，浊阴冲逆之候，实属奔豚类症。《伤寒论》所谓"气从少腹上冲心"的奔豚症，宜用桂枝加桂汤。如《邅园医案》载："湖北张某，时有气痛，自脐下少腹起，渐冲痛到心，顷之止，已而复作，夜间尤甚。审视舌苔白滑，脉沉迟，即与桂枝加桂汤，一剂知，二剂已。"又如《经方实验录》载："蒲东周右，气从少腹上冲心，一日四五发，发则白津出（按：即发作时口中有清水流出之意），此作奔豚论，经用桂枝加桂汤而愈。"但舒驰远则认为奔豚不可用此方，如他说："偶与闵公景谈医曰，昨见一壮盛少年，患少腹痛，以渐上攻而至心下，医者以桂枝加桂汤四剂，则魄汗厥逆而死。此误矣。证乃中寒，宜主四逆、吴茱萸汤驱阴降逆。疏庸之辈，谬据奔豚法而放胆用桂枝以杀之耳。"近见《岳美中医案》载："故乡老友娄某的爱人，年七十，患呕吐腹痛一年余。于 1973 年 4 月 16 日偕同远道来京就诊，询其病状，云腹痛有发作性，先呕吐，即于小腹虬结成瘕块而作痛，块渐大，痛亦渐剧，同时气从小腹上冲至心下，苦闷欲死，既而冲气渐降，痛渐减，块亦渐小，终至块消痛止如常人……予桂枝加桂汤：桂枝五钱，白芍三钱，炙甘草二钱，生姜三钱，大枣四枚。水煎温服，每日一剂。30 日二诊：共服上方十四剂，奔豚气大为减轻，腹中作响，仍有一次呕吐，依原方加半夏三钱、云苓三钱，以和胃蠲饮，嘱服十剂。5 月 13 日三诊：有时心下微作冲痛，头亦痛，大便涩，左关脉弦，是肝胃气上冲，改予理中汤加肉桂、吴茱萸以暖胃温肝，服后病愈回乡。两月后函询未复发。"综观上述，可见奔豚寒证，既可用桂枝加桂汤，也可用理中、四逆、吴茱萸方，应据具体病情而定，不必拘执。如上述《岳美中医案》载奔豚治验，先用桂枝加桂汤获效，而后用理中汤加肉桂、吴茱萸竟功，和平案采用吴茱萸汤为主，佐以桂枝、理中治愈等，即其例证。

李案从其心下痞满、噫气食减、便溏、脉迟弱来看，固属脾脏虚寒；但从其口苦、舌苔白黄厚腻来看，则属湿热蕴结胃腑。可见病属寒热虚实错杂，法当温清攻补兼施，故采用半夏泻心汤获得速效。本证应与热实结胸证（尤其是小结胸证）相鉴别，《伤寒论》说："心下满而硬痛者，此为结胸也……但满而不痛者，此为痞……宜半夏泻心汤。"又说："小结胸病，正在心下，按之则痛，脉浮滑者，小陷胸汤主之。"由此可见，两证心下满的痛与不痛是鉴别要点。又因半夏泻心汤所主治的痞满是属水火交痞的寒热虚实错杂证，故多见舌苔白黄相兼而脉缓弱；小陷胸汤所主治的结胸是属痰热互结的热实证，故多见舌苔黄腻而脉浮滑数。由于两证在临床上常见，故两方在临床上常用，而且收效迅速。有一年夏天，我患过一次典型的小结胸病，身热，心下满痛拒按，舌苔黄腻，脉浮滑数，投以小陷胸汤（瓜蒌实一两，川黄连一钱半，法半夏五钱），一剂即愈，从而获得一次亲切的体验，颇引为快。

七、胁痛

涂某，男，37岁。1975年3月6日初诊。

1965年患急性肝炎，经治未能痊愈，逐渐转成慢性肝炎。右胁常痛，口苦，咽喉干燥而不欲饮水，尿黄，头昏痛，失眠，神疲肢倦，少气，食少不香，大便溏，舌红苔薄白，脉细弱。投以四逆散合异功散加味（柴胡三钱，枳实三钱，白芍五钱，甘草三钱，党参五钱，焦白术五钱，云苓五钱，青皮、陈皮各三钱，山楂五钱，六曲三钱，谷芽、麦芽各五钱，丹参五钱，延胡索三钱，川楝子三钱），连服十二剂，右胁痛止，诸症全除，食增神旺。

刘某，男，48岁。

一诊：1974年9月23日。

患慢性肝炎，右胁时痛，脘腹时胀，腹中有包块时聚时散，不思食，大便不畅，寐少梦多，舌苔薄白微黄，脉象左弦右弱。

柴胡三钱，枳实三钱，白芍五钱，甘草三钱，党参五钱，焦白术三钱，云苓五钱，陈皮五钱，青皮三钱，丹参一两，山楂一两，六曲三钱，谷芽、麦芽各五钱。

二诊：9月28日。

服上方五剂，胃脘胀减，知饥食香，腹中包块很少出现，寐安梦少，但右胁仍痛，守上方加重白芍为一两。

三诊：10月4日。

再服上方六剂，右胁痛减，脉弦见退，腹胀行走时则消，静坐时则作，守上方加大腹皮三钱。

四诊：10月12日。

再服上方七剂，腹胀大减，夜卧有时右上腹隆起气包作响，揉按则消。昨起稍有感冒，微恶风寒，守上方加防风三钱、生黄芪五钱。

五诊：10月21日。

再服上方七剂，胁痛渐除，腹胀渐消，未再发生包块，仍守上方加减以善后。

杨某，男，36 岁。1963 年 3 月 16 日初诊。

患慢性肝炎，右胁时痛，劳累后尤甚，头晕神疲肢倦，纳差，食少，泛酸，脘腹时胀，大便时结时溏，小便时如浓茶，舌根苔黄腻，脉细弱。投以四逆散合异功散加味［柴胡三钱，枳实一钱半，白芍三钱，甘草三钱，党参三钱，焦白术三钱，赤苓三钱，麦芽五钱，甘露消毒丹一两（布包入煎）］，连服六剂，脘腹胀减，食欲渐振，唯胁痛依然；3 月 22 日二诊守上方加夏枯草五钱，再服五剂，胁痛大减，脘腹胀满基本消失，食增神旺；4 月 4 日三诊仍守上方继进以竟全功。

黄某，男，36 岁。1971 年 9 月 19 日就诊。

患慢性肝炎，肝脾均肿大，两胁疼痛而以右胁为甚，并牵引腰背酸痛，头顶亦痛，特别嗜睡，舌红苔薄白，脉浮取则弦，沉取则弱，但尚能食，先后投药十余剂少效。改投柴胡一两，枳实五钱，白芍一两，甘草五钱，白芷一两。连服六剂，胁痛大减，头痛嗜睡全除，患者自觉病去十之九，乃守上方加减以善后。

涂某，女，14 岁。

患慢性肝炎，右胁疼痛不止，纳差，舌红苔薄黄，脉细稍数。初诊投以四逆散合金铃子散加味（柴胡三钱，枳实三钱，白芍五钱，甘草三钱，延胡索三钱，川楝子三钱，丹参五钱，山楂五钱，六曲三钱，谷芽、麦芽各五钱，鸡内金三钱），连服五剂，右胁痛渐止，胃纳转佳，但面目微肿，小便黄短；二诊守上方加白茅根一两，生苡仁、赤小豆各五钱，再进五剂，胁痛全除，食增神旺，面目浮肿基本消失（仅早起面部仍有微肿），小便转长而色仍黄；三诊守上方加黄芪五钱、当归三钱以收功。

张某，女，40 岁。1963 年 4 月 24 日初诊。

患慢性肝炎，右胁胀痛，腹时胀大，噫气频频，食虽有味而不能进硬饭，否则腹胀尤甚，大便软色绿，头有昏沉感，苔腻，脉缓。投以朴姜夏草参汤加味而腹胀愈甚；二诊改用旋覆代赭汤加减（旋覆花五钱，代赭石五钱，法半夏三钱，生姜三钱，陈皮三钱，大腹皮三钱，麦芽五钱，谷芽一两），连服二剂，胁痛腹胀噫气均减，头不昏沉，自觉舒适；三诊守方加苏梗三钱，患者坚持服至三十七剂，右胁胀痛全除，腹胀亦消，噫气渐止，精神眠食均佳，二便舌脉正常，肝病获得痊愈。一年后，患者因受精神刺激，肝痛虽稍复发而纳减，但不腹胀噫气，1964 年 7 月 23 日投以四逆散加味（柴胡一钱半，枳实一钱半，白芍五钱，甘草五钱，青皮一钱半，生麦芽一两，肉桂末三分，冰片末二分），连服四十三剂，肝痛全除，食增神旺，面色红润，病又痊愈。随访多年，未再复发。

曹某，女，35 岁。

患慢性肝炎，右胁胀痛，寐差多梦，两目干涩，咽喉口舌干燥而不欲饮水，大便结如羊矢，舌红，脉细。初诊投以芍药甘草汤加味多剂，两目干涩、咽喉口舌干燥均见减轻，但右胁胀痛仍甚，夜寐不安；复诊改用大剂四逆散加味（白芍二两，甘草一两，柴胡一两，枳实五钱，白芷一两，酸枣仁一两，柏子仁一两，夜交藤一两，合欢皮一两），连服三剂，右胁胀痛大减，夜寐亦安，大便亦不干燥，因嘱守方再进以竟全功。

以上肝病胁痛治验，都是采用四逆散为主。本方既能疏解肝气的郁结，又能柔缓肝木的横逆，即用柴胡以疏肝郁，枳实以平肝逆，白芍以柔肝，甘草以缓肝。其中柴胡和枳实一升一降，能使肝气郁而不升者得升，肝气逆而不降者得降，以行其春气和畅之令。白芍和甘草即芍药甘草汤，《伤寒论》用以主治"脚挛急"，可见其具有柔缓筋脉的作用。又从《伤寒论》用小建中汤（即桂枝汤倍白芍加饴糖）主治木横侮土的"腹中急痛"来看，可见其能柔木和土以止痛。因此，我常用以治肝病胁痛。但如肝病传脾，脾气不足以主运化的，则应合用异功散等以益脾气而助运化，才能奏效，这可从上述涂、刘两案中获得证明。还须指出的是，四逆散治肝病胁痛虽有良效，但如证重药轻则往往不应，必须加大剂量才能建功。例如曹、黄两案的肝病胁痛重证，就都是采用大剂四逆散加白芷获得显效的（从上述两则治验来看，可见前人用白芷治胁痛的经验是可信的）。其中黄案右胁痛甚、面头顶亦痛，并特别嗜睡，经用大剂四逆散加白芷后，不仅胁痛大减，而且头病嗜睡全除，胁痛大减和头顶痛除之理固易明，嗜睡全除之理则应归之于白芷的辛香醒脾气以升清阳。曹案肝阴亏损证候显著，故方中白芍用量尤重。一般临床医生大都喜用一贯煎（沙参、麦冬、当归、生地、枸杞、川楝子）主治肝病胁痛之属于阴虚火旺者，此虽属养肝阴以止痛的常用方，但其柔肝止痛之力较弱，必须适当加减，才能提高疗效。我对肝阴虚的胁痛喜用芍药甘草汤为主，疗效似胜一贯煎。这里顺便谈谈柴胡劫肝阴的问题，1966年春，我在萍乡市中医院带学生临床实习，在门诊碰到过不少肝病胁痛的阴虚热证，常用四逆散方主治，有些患者服后产生不良反应，尤其显著的是两目干涩加甚，柴胡升阳劫阴之弊昭然若揭（但如在方中加重芍药、甘草的用量则不然，这又可从曹案中获得证明）；而在改用芍药甘草汤合二至丸加味后则反应良好，不仅胁痛缓解较快，而且两目干涩迅速消失。又张案的肝病胁痛而腹胀满、噫气频频，初从腹胀满着眼，投以朴姜夏草参汤而腹胀满反甚，这是因其只能理脾而不能调肝，且因木郁土壅，不宜参草壅补之故。继而改从噫气着手，采用旋覆代赭汤加减连服三剂，胁痛腹胀噫气均减，乃坚持服至三十七剂而痊愈。这是因为它不仅能和胃降逆，而且能疏肝平木（主要是旋覆花和代赭石），故能获得全效。

王某，男，52 岁。

一诊：1979 年 6 月 29 日上午。

患胆道感染，先后出现回归热已六次，每次发热间歇一周左右，体温高达 40℃左右，每次发作用西药可暂缓解。近于 6 月 27 日晚九时许复发，开始感到胃脘疼痛，继而恶寒，旋即恶寒罢而发热，体温 39.2℃；28 日上午九时又恶寒，体温上升至 39.5℃，经用西药无效。乃请某中医会诊，投以黄连汤加味亦无效。晚上体温高达 40.5℃，病情沉重，医院下病危通知单。请我会诊时，胁腹胀满疼痛，心烦，欲呕，不思饮食，头晕神疲，腰以上自汗出而腰以下无汗，舌苔白黄而腻，舌中有一条光剥，脉弦细数。投以小柴胡汤加味（柴胡八钱，黄芩五钱，半夏三钱，党参一两，生姜五钱，大枣五枚，炙甘草一钱，葛根一两，广木香三钱，青木香五钱），嘱日进二剂，昼夜勿停。

二诊：6 月 30 日。

昨晚体温降至 37℃，精神好转，脉亦柔和，舌中一条光剥消失，但苔仍黄腻，小便黄短，大便通畅，时时矢气，腹已不胀，能进稀粥，腰以上汗出增多，腰以下也有微汗。嘱守原方再进二剂。

三诊：7 月 1 日。

昨日白天情况良好，晚七时许，自汗减少，身上觉凉，恶风，欲呕，体温升至 38℃，即将门窗关闭，温覆后身体回温，体温降至 37.7℃，到晚上九时许，体温恢复正常。今日清晨，体温 36.8℃，胸背部汗出甚多，腰以下汗仍较少，胁腹痛止，但胃脘仍感不适，口干舌少津，守上方去广木香、青木香，加生黄芪一两、天花粉一两、谷芽一两、麦芽一两，生姜减为三钱。再进二剂。

四诊：7 月 2 日。

前晚热退清后，未再发热，从昨到今，病情稳定好转，上半身自汗减少，不再怕风，可以用扇，舌苔见退，舌上津回，口仍微干，脉细弱。昨日有时恶心，但进饼干一块后即止，胃脘仍感不适，大便从昨至今未解，小便转清，而且量多。仍守小柴胡汤方加味（柴胡八钱，黄芩三钱，半夏三钱，生姜三钱，大枣五枚，党参一两，炙甘草一钱，青蒿草八钱，生黄芪一两，山楂五钱，六曲三钱，麦芽五钱，鸡内金三钱），再服二剂如前。

五诊：7 月 3 日。

从昨至今，未再发热，自汗亦止，但仍感冒胀不适，有时恶心欲吐，大便溏而不爽，口干不欲饮，仍用小柴胡汤合六君子汤以善后。

本例症见寒热往来，胁胀满痛，心烦欲呕，不思饮食，舌苔白黄而腻，脉弦细数，显属邪入少阳半表半里，结于胁下所致，故投以大剂小柴胡汤获得显著疗效。唯本症回归发热，颇似厥阴伤寒的厥热往来，只是但热不厥有异耳。

八、眩晕头痛

万某，男，51 岁。

一诊：1963 年 2 月 19 日。

患高血压病，久治少效。现在血压达 220/140mmHg，头晕甚而巅顶重病，头皮麻木，切以指甲不知痛痒，两目迎风流泪，四肢麻痹乏力，神疲，怯寒甚（每当天寒风大时即不敢外出），如受寒即胸胃隐痛，口淡出水，饮食减少而喜热恶冷，时或噫气吐酸，大便不调（时闭时通，时结时溏，但溏时较多）而色淡黄，小便不利而色清白，面色晦暗而浮肿，声音重浊，舌暗淡而润滑，脉弦劲而迟。

吴茱萸五钱，生姜五钱，大枣五钱，党参三钱，黑锡丹一钱（吞）。

二诊：2 月 24 日。

服上方五剂，头晕减轻，血压稍降，精神胃纳均见好转。但药下咽后，即有短暂时间的胃中嘈杂微痛感，稍进饼食即止。守上方加重大枣为一两，更加青木香五钱。

三诊：3 月 2 日。

进上方五剂，药下胃中已无嘈杂感，头晕续减，巅顶痛除，头皮麻木感大减，面色渐见开朗，怯寒大为减轻，血压降至160/110mmHg，守方再进。

四诊：3月9日。

续服上方后，头晕减而复增，血压复升至180/120mmHg，虑其阳损及阴，恐非纯阳方剂所能竟功，乃改用阴阳双补法。

熟附子五钱，肉桂末八分（冲），熟地五钱，山萸肉三钱，山药四钱，车前子三钱，云苓三钱，丹皮三钱，泽泻三钱，川牛膝三钱。

五诊：3月11日。

服上方一剂即感不适，头痛，胸胃亦痛，坐卧不安，不能入寐，二便不利，怯寒复甚，饮食复减，血压又升至220/120mmHg，可见阴未受损，阴药难投，仍应坚持前法。

吴茱萸五钱，生姜六钱，大枣一两，党参五钱，旋覆花五钱，代赭石五钱。

六诊：3月12日。

服上方一剂，即得安睡甚久，醒来大便一次，先硬后溏，小便两次甚畅利，精神觉爽，口味转佳，胸胃病减，但噫气吐酸较甚，守上方加大其剂量。

吴茱萸八钱，生姜六钱，大枣二两，党参五钱，旋覆花八钱，代赭石八钱。

七诊：3月14日。

进上方两剂，血压降至190/120mmHg，胸胃痛渐解除，精神胃纳均佳，唯大便又闭，除守上方再进外，另用陈皮、甘草各五钱，煎汤代茶。

八诊：3 月 16 日。

进上方二剂，大便通畅，面部浮肿见退，仍守上方加重大枣为三两，党参、生姜各为一两。

九诊：3 月 20 日。

进上方四剂，头晕渐除，晨起已不觉晕，面浮基本消退，精神眠食均佳，大便日行一次，已成条，血压降至 180/120mmHg，守上方再进。

十诊：3 月 26 日。

进上方六剂，头晕基本消失（仅在掉头时稍有晕感），沉重麻木全除，面色由晦转明，噫气减少，二便正常，脉已不迟，弦象亦减，但血压未见续降，仍守上方。

十一诊：4 月 1 日。

再进上方六剂，一切情况良好，唯血压未见续降，乃守上方加重代赭石为二两。

十二诊：4 月 19 日。

续服上方十八剂，血压稳定在 140/80mmHg 的正常范围已多日，仍守上方以巩固疗效。患者坚持上方服至 4 月底，血压一直正常，精神眠食均佳，上班工作。

从上述可以看出本案头晕巅顶痛是主症。此症有阴阳之分，大致地说，头晕巅顶痛而拒按，喜冷恶热，脉弦而数者，属阳，一般称之为"厥阳头痛"，宜用大定风珠等方主治；头晕巅顶痛而喜按，喜热恶冷，脉弦而者，属阴，一般称之为"厥阴头痛"，宜用吴茱萸汤等方主治。三阴经脉唯足厥阴有一支与督脉会于巅顶，故厥阴病无论阴风或阳风冲逆，都可出现头晕巅顶痛之症，但阳风冲逆的，必阳亢而热，故现头晕痛拒按、喜冷恶热、脉弦而数等症，而宜用具有滋肝助阴抑阳的大定风珠等方以清降之；阴风冲逆的，必阳虚而寒，故现头晕痛喜按、喜热恶冷、脉弦而迟等症，而宜用具有温肝助阳抑阴的吴茱萸汤等方以温降之。本案显然属于后者。至于所兼见的面色晦暗而浮肿、两目迎风流泪、口淡出水、饮食减少而喜热恶冷、受寒则胸胃隐痛、嗳气吐酸、二便不调等症，则是因为厥阴阴盛阳虚，木邪侮土，土虚不能制水，浊阴或随阴风而上泛，或随木郁气滞而内结所致，这和《伤寒论》厥阴病篇所谓"干呕，吐涎沫，头痛者，吴茱萸汤主之"，是完全符合的。

按西医学所称之高血压病，中医临床观察，多见肝阳上亢之证，大都宜用滋水平木的清降方剂，极少见有用助阳抑阴的温降方剂者。因此，我对本案颇饶兴趣。本案之所以能够达到治愈目的，主要是坚持了大剂的吴茱萸汤以温肝降逆，其次是加用了大剂的旋覆花、代赭石以化浊平冲。但本案在治疗过程中是有些缺点的，这主要是由加青木香到改用肾气丸这一段。青木香虽有疏和肝木的作用，但只适宜于肝之阳证，而不适宜于肝之阴证，所以久用之后，血压降而复升。当时不但见未及此，反而虑及阳损及阴，改用肾气丸阴阳兼顾，几乎反胜为败。通过这例治验，还获得了这样一个体会，即中医临床治病应该按照其理论体系严格进行辨证论治才能提高疗效，不能从中西医病名上随便对照，以致抱有治疗成见。例如本案，经诊断为高血压病已历数年之久，如果对高血压病抱有肝阳上亢的成见，一味地采用滋水平木的清降方剂，可以断言，不但无效，而且势必加剧，这可以从本案一度误用阴寒药后加剧获得证明。当然，无可否认，在临床上，高血压病适用清降法的较多，而用温降法的较少，这是事实。因此，本案运用大剂吴茱萸汤温降高血压，只能看成是一个特殊的例子，必须按照中医的方法辨证，一定要有是证，才能用是方。

还有必要指出的是：吴茱萸的大辛大热和其他大辛大热的附子、干姜、肉桂等不同的特点是温而能降。前人认为吴茱萸下气最速，所治之症，皆以阴壅阳为患，其所壅之处，又皆在中宫，其浊阴中壅，厥气上逆，实非吴茱萸不能除。相传中丞常子正苦痰饮，每食饱或阴晴节变率同，十日一发，头痛背寒，呕吐酸汁，伏枕不食，服药罔效。宣和初，为顺昌司禄，于太守蔡达道席上得吴仙丹方服之，遂不再作。其方用吴茱萸汤泡七次，茯苓等分为末，炼蜜丸梧子大，每熟水下五十丸。由此可见，吴茱萸温降浊阴是有卓著疗效的。但此药对胃黏膜有强烈的刺激作用，大量使用时，必须根据具体病情，适当地和以甘药，如大枣等。本案初服吴茱萸汤，药下即有胃中嘈杂微痛感，就是因为茱、枣等量辛多甘少之故。所以复诊即用大枣以和其胃，并随着吴茱萸的用量增加而增加，患者服后始感胃中舒适。当然这是就本案厥阴阳虚浊阴上逆之证而言。若就脾肾阳虚浊阴壅中的腹胀满症来说，则吴茱萸下壅正其所宜，而大枣壅中正其所忌，又未可执一而论。又代赭石具有平肝镇逆的作用。前人认为，赭石善镇逆气，降痰涎，止呕吐，通燥结，但宜生研服之，若煅用之则无斯效，煅之后以醋淬之，尤非所宜，且性甚和平，虽降逆气而不伤正气，通燥结而毫无开破。

此乃肝与包络二经血分药，故所主治皆二经血分之病。昔有小儿泻后，眼上，三日不乳，目黄如金，气将绝。有名医曰：此慢惊也，宜治肝。用水飞代赭石末，每服半钱，冬瓜仁煎汤调下而愈。现代药理研究证明代赭石能收敛胃肠壁，保护黏膜面，若被机体吸收，除能促进红细胞及血红蛋白的新生外，并且有镇静中枢神经的作用。近时临床医生治疗高血压病常用的镇肝熄风汤，代赭石即其方中主药之一。虽然此方只适宜于厥阴风阳上鼓的高血压病，而不适宜于厥阴浊阴上逆的高血压病，但代赭石性味平和，高血压病用以平肝降逆，则无论阳证或阴证都可用，故本案从五诊起，都在吴茱萸汤方中加用了旋覆花和代赭石（不只是针对其噫气而加），并在血压未见续降的情况下，加重代赭石为二两，竟使血压迅速恢复正常，可见此药降压的良好作用是遍及于高血压病的阴阳两证的。

吴某，女，40岁。

患头顶疼痛拒按已两个月，经水先期色紫黑。投以芍药甘草汤加味（白芍一两，生甘草五钱，川芎三钱，当归五钱，生地五钱，藁本三钱），连服三剂，头顶疼痛大减，再进五剂而愈。

方某，女，75岁。

患右侧偏头痛，时作时止已二三年。近时加剧，头痛日轻夜重，痛时头如火灼，不欲语言，头晕不能起床，脉弦。投以芍药甘草汤加味（白芍一两，生甘草一两，川芎五钱），当天煎服一剂，傍晚即感右侧头部发烧，而头痛停止，彻夜未再发作，次晨头痛虽作，但很轻微，头晕亦减。乃嘱守方再进以竟全功。

刘某，男，27 岁。1974 年 10 月 21 日初诊。

素忠失眠多梦，心悸，耳鸣，盗汗等症。今春一度感冒后，头部两侧裂痛，至今半年未已，脉弦细数。投以芍药甘草汤加味（白芍一两，生甘草五钱，川芎三钱，白芷五钱），连服三剂，头痛即完全解除，只是有时头筋动惕而已。复诊守方合杞菊地黄汤加减以善后。

熊某，女，37 岁。1971 年 11 月 23 日初诊。

右侧头痛而昏晕抽掣，头顶发胀，怕阳光，午后颧红，夜寐多梦。投以芍药甘草汤加味（白芍一两，生甘草五钱，女贞子五钱，旱莲草五钱，川芎五钱），连服三剂，头胀痛即减轻，但停药复如故；守上方加枸杞、菊花各三钱，五味子一钱半，再进十剂，右侧头痛全止，头顶胀减十之七八，午后已不颧红，但仍头昏寐差；又进十剂，头痛未再发生，头顶胀亦渐除，头晕已止，仍守上方加减以善后。

戴某，女，42 岁。1971 年 12 月 19 日初诊。

1968 年病起但觉项强，继而从项牵引整个头部，尤其是头顶抽掣作病，巅顶如肿，摸之绵软，痛甚时拒按而眩晕心悸，至今三年不愈，时作时止，时轻时重。近时剧作，经治少效。投以芍药甘草汤加味（白芍五钱，生甘草五钱，川芎五钱，白芷五钱），初服一剂，药下约二时许，整个头部及全身发胀，再服二剂，头胀局限于前额眉心，头痛减轻，服至三四剂，头胀只在前额和后项，头顶按之始痛，不按则不痛，心悸减少，但午后疲倦思睡，两目干涩微蒙而有灼热感，脉弦，守上方加重白芷为一两，再加葛根五钱，菊花三钱，女贞子、旱莲草各五钱，再进三剂，头痛全止，最后仍守上方出入以巩固疗效。

黄某，女，39岁。

患偏头痛已二十年，痛无定处，时左时右，牵引头额，近且头顶闷痛而麻木，时打哈欠，脑鸣，耳时闭气，夜难入寐，寐亦多梦纷扰，食欲不振，脉弦而细。1973年1月1日初诊，投以芍药甘草汤加味（白芍一两，甘草五钱，川芎三钱，白芷五钱，山楂肉五钱，六曲三钱，谷芽、麦芽各五钱，鸡内金三钱），连服五剂，头痛不减；守上方加僵蚕、地龙各三钱，再进五剂，头痛依然；仍守上方川芎加至五钱，再加蜈蚣一条、全蝎一钱、细辛五分，又进五剂，头痛始稍减；更加枸杞、菊花、女贞子、旱莲草各三钱，续进五剂，头痛乃大减；更加生地、熟地、酸枣仁、柏子仁、山药、莲子各五钱，坚持服至六月间，头痛基本痊愈。最后用芍药甘草汤合杞菊地黄汤、四君子汤加减做丸剂以竟全功。

韩某，女，54岁。

患左侧偏头痛已三十年，时作时止，近时剧作，头痛而两目干涩昏蒙，左脚后跟常如火灼，颇感难受，腰常酸痛，怕风，易感，纳少，便溏，舌苔薄黄，脉象细弱。1974年9月23日初诊，投以芍药甘草汤合四君子汤、玉屏风散加味（白芍五钱，甘草三钱，枸杞五钱，菊花三钱，玉竹五钱，川芎三钱，白芷五钱，党参五钱，白术三钱，云苓五钱，生黄芪五钱，防风三钱，山药五钱，莲子五钱），连服五剂，头痛大减；自觉头脑清爽，两目干涩昏蒙明显好转，左脚后跟火灼感消失，但大便仍溏，守上方加重白术为八钱，再进七剂，头痛基本痊愈，眠食均佳，仍守上方再进以巩固疗效。

谢某，男，42岁。

患左侧偏头痛已十三年，病由鼻渊引起，左翼常塞，时流浊涕带血，渐至左目连及眉棱骨以至左侧头部胀痛不已，时轻时重，如抽烟喝酒则痛尤甚，食欲不振，舌有齿印，脉弦。1974年12月30日初诊，投以芍药甘草汤合苍耳子散、四君子汤加味（白芍一两，甘草五钱，葛根一两，白芷一两，苍耳子五钱，辛夷花五钱，薄荷一钱半，细辛五分，菊花三钱，夏枯草三钱，刺蒺藜五钱，蚕砂五钱，白茅根一两，党参五钱，白术五钱，云苓五钱，山药五钱，莲子五钱），连服五剂，头目胀痛减去十之六七，鼻塞已通，脉弦见退，守上方再进五剂而痊愈。

徐某，男，53岁。

患左侧偏头痛已六七年，近时加剧，每日饭后痛作，头痛甚则牵引项强，目不欲开，不欲语言，不思食，夜难入寐，左脚转筋。1974年3月3日初诊，投以芍药甘草汤加味（白芍一两，甘草一两，川芎三钱，白芷三钱，蜈蚣一条，全蝎一钱，细辛五分，生石膏一两，葛根一两，木瓜三钱，夏枯草三钱，刺蒺藜一两，蚕砂五钱，酸枣仁五钱，柏子仁五钱），初服一剂，头痛即见减轻，但大便微溏；服至四剂，头痛全除，便溏停止，左脚转筋亦愈，夜能入寐，唯梦仍多，胃纳好转；但服至五剂后，头又微痛，小便减少，守上方去木瓜，加枸杞、菊花各三钱，芦根、白茅根各五钱，再进十剂，头痛基本解除，夜寐已安，二便正常，仍守上方去芦根、茅根再进十剂而痊愈。

上述九例头痛，都是由于肝阴不足而内风走窜所致，故其

治法都是以芍药甘草汤养阴柔肝息风为主。其中病情比较单纯
而处理较易的是：方案的右侧偏头痛日轻夜重、痛甚时头如火
灼、不能言语、头晕不能起床、脉弦，刘案的头部两侧抽掣作
痛、失眠多梦、心悸耳鸣、盗汗、脉弦细数，都用芍药甘草汤
加川芎、白芷获效；熊案的右侧偏头痛而昏晕抽掣、头顶发胀、
怕阳光、午后颧红、夜寐多梦，戴案的头顶抽掣作痛、巅顶如
肿摸之绵软、痛甚时拒按、眩晕心悸、两目干涩微蒙有灼热感，
都用芍药甘草汤、二至丸加川芎、白芷、葛根、枸杞、菊花、
五味子获效；吴案的头顶疼痛拒按而经来先期色紫黑，则用芍
药甘草汤合四物汤获效。至于黄、韩、谢三案，则其病情比较
复杂而较难处理，因为这三案都存在着两个方面的矛盾，即一
方面肝阴不足需滋养肝阴，另一方面脾气不足需温养脾气。而
滋肝药多碍脾，温脾药多碍肝，但二者又不容偏废，必须兼顾，
即既要滋养肝阴而不碍脾，又要温养脾气而不碍肝。这就要求
必须选择滋而不凝和温而不燥的肝脾同治的方药，才能达到治
疗目的。因此，这三案在治肝方面都选用了滋而不凝的芍药甘
草汤为主，在治脾方面都选用了温而不燥的四君子汤为主。如
黄案既现有肝旺的左侧偏头痛、两目干涩昏蒙，又现有脾虚的
纳少、便溏，故始终用了芍药甘草汤加枸杞、菊花、玉竹和四
君子汤加山药、莲子，并因怕风易感而合用了玉屏风散。这里
饶有趣味的是：韩案左脚后跟常如火灼已多年，服上方五剂即
消失，以后从未复发过。1978年春，我因讲学到该地，患者就
诊其他病时，犹盛赞其疗效不已。芍药甘草汤对阴虚肝旺、血
不养筋（从头顶到脚板）的脚痛有效，虽曾屡试屡验（《伤寒

论》用以主治"脚挛急"的病证。《经方实验录》载："一妇人，两脚酸痛拘急，三年不已，用芍药甘草汤二剂治愈。""一老妈，右脚拘急不能行，行时勉强以脚跟着地，夜则呼痛达旦，服芍药甘草汤一剂，右脚即能全部着地而行。"），但对脚后跟如火灼有效我还是第一次碰到。这里再附介一例类似此症的治验：患者潘某，男，45岁。四个多月来，左下肢阵发（日十余次）游走性肌肉间如火灼，逐渐集中到左髋骨部，火灼区如掌大，有自内达外感，大便结如羊矢，有时咽干舌燥，脉弦而细。我投以芍药甘草汤（白芍二两、赤芍一两、生甘草一两），二剂知，十剂已。此案较之韩案，更足证明芍药甘草汤对此类症候的确切良效。又如谢案既有肝旺的左侧偏头痛胀牵引左目及眉棱骨而脉弦，又有脾虚的饮食不振而舌现齿印，故始终用了芍药甘草汤加菊花、夏枯草、刺蒺藜、蚕砂和四君子汤加山药、莲子、葛根，并因患有鼻渊而合用了苍耳子散加细辛、白茅根。由于药证吻合，所以收效较快。至于黄案虽然亦属肝旺脾虚之候，但脾虚病情较轻，仅见食欲不振，故在用芍药甘草汤为主的同时，初期只加了山楂、六曲、谷芽、麦芽、鸡内金以助运化，中期只加了党参、山药、莲子以益脾气，直至最后才合用了四君子汤。唯黄案较之其他案更为顽固，取效非易，所以初服芍药甘草汤加川芎、白芷五剂未见效，再加僵蚕、地龙服五剂仍未应，更加蜈蚣、全蝎等服五剂才稍减，经治半年，始获痊愈。又如徐案的左侧偏头痛午后即作，痛引项强，目不欲开，不欲语言，不思食，夜难入寐，左脚转筋，由于病情较重，头痛甚剧，故在重用芍药甘草汤以养阴柔肝止痛为主的同时，加入川芎、白芷、蜈蚣、全蝎、细辛、石膏、葛根、枸杞、菊花、夏枯草、刺蒺藜、蚕砂、木瓜以增强其止痛的功能，并加酸枣仁和柏子仁养血宁神以安眠，由于药证吻合，故服后头痛解除，而脚痛随止，夜寐亦安。但从徐案头痛不思食服治肝药后头痛止而胃纳开来看，可见其不思食主要是由于木旺而影响及土所致，故肝得治而脾自治，不健脾而胃自开。

九、麻痹震颤

姚某，男，37岁。

一诊：1974年9月23日。

患周围神经炎已一年。初因铁锤击伤右手中指，发生疼痛麻痹，经久不愈。至今年三月，渐觉两脚如有物挤压，脚心冰冷，并由下而上发展为上下肢奇痒，须用力搔抓方快，渐致手足麻木冰冷，尤以两足为甚，五月天气已热，仍穿三双线袜和棉鞋，尚有冷感。麻木从手足指（趾）起，上行过腕、肘与踝、膝而达于前臂和大腿，尤其是踝关节以下毫无冷热痛痒知觉。曾经中西医治疗获效，上肢症状基本消失，唯下肢症状依然。从8月26日起，病情又加剧，经全市中西医会诊无效。现上下肢麻木冰冷，尤以下肢脚心为甚，不知痛痒，饮食日益减少，体重明显下降，脉细弦而缓。投以当归四逆汤加味。

当归五钱，桂枝三钱，白芍五钱，炙甘草三钱，细辛一钱，木通三钱，生姜三钱，大枣一两，黄芪一两，鹿茸五分（末冲）。

二诊：10月4日。

服上方十二剂（前六剂以鹿角胶代鹿茸），手足麻木明显减退，已由腕、膝关节松解到手足指（趾）尖，并稍有知觉，脚心由冷转热，但胃纳仍差，守上方加党参、白术，云苓各五钱。

三诊：10月9日。

再进上方五剂，病情更见好转，尤以右脚趾尖知觉恢复为明显，但两脚有筋掣和针刺或触电样感，胃纳仍差，疲倦嗜睡而梦多，大便日行二次，量少色黄黑，小便正常，由于昨日天气转凉，左脚心又稍有冷感，守上方加重白芍为一两，炙甘草为一两。

四诊：10月15日。

再进上方三剂，手足知觉基本恢复，冷感亦除，现仅踝关节以下仍有轻微麻痹感，胃纳已开，饮食增进，守上方加减以善后。

当归五钱，桂枝三钱，白芍五钱，炙甘草三钱，生姜三钱，大枣一两，黄芪一两，鹿茸五分（末冲），党参五钱，白术五钱，云苓五钱，桑枝四两（煎汤代水煎药）。

嘱服五剂后，仍用本方十剂蜜丸长服以巩固疗效。1978年四月间，我因讲学到患者所在地，会见他的爱人，询知其病早已痊愈，并已四年未再复发过。

从本案症见上下肢麻木冰冷、脉细弦而缓来看，显属阳气不足、肝经血脉不通之候。这和《伤寒论》厥阴病篇所谓"手足厥寒，脉细欲绝者，当归四逆汤主之"，最完全吻合的，故采用当归四逆汤为主温补肝阳以通血脉。又从其脚心冷甚来看，由于脚心为肾经主穴涌泉所在地，冷彻脚心，肾阳必虚，故加鹿茸以壮肾阳。又从其四肢麻木不知痛痒来看，可见卫外之气虚甚，不能畅行肤表，故加黄芪以大补卫气。由于药证吻合，故获良效。当归四逆汤对神经、血管、关节的多种慢性疾病（如周围神经炎、血栓性脉管炎和慢性风湿性关节炎等）的虚寒证均有效，临床报道不少，值得注意。黄芪虽能固补卫气，但只能利营卫之气，凡营卫间阻滞无不尽通，故前人用以主治痈疽久败疮，排脓止痛，破癥癖瘰疬瘿赘，止盗汗自汗及肤痛。由此可见，它既是补药，又是通药，具有既补且通的优长，配伍得宜，无论是气虚、血（阳）虚或因虚而致气血瘀滞等证都可获得应有的并非他药可替代的良效。例如补阳还五汤本是一个活血化瘀的著名方剂，但为什么方中黄芪用量特大？其理由就在于此。这里还须进一步指出的是，鹿为仙兽而多寿，其卧则口鼻对尾闾以通督脉。鹿之精气全在于角，角本下连督脉，鹿之角于诸兽为最大，则鹿之督脉最盛可知，故能补人身之督脉。督脉为人身骨节之主，肾主骨，故又能补肾。凡角初生，软嫩者为茸，秉壮健之性，故能补肾家真阳之气。鹿角生用则散热行血消肿，熟用则益肾强精活血，炼霜熬胶则专于滋补。由此可见，鹿角胶、茸主要是善治精髓骨血之病。近人徐究仁说："余同乡有许昶者，忽得脚软不能行，乞余往诊。余诊其脉，沉而细，周身肥白，饮食如常，唯下肢软弱，跬步不能，毛窍竖起，冷汗时出，按之肌肉，且失温度，余断为肾阳虚衰，气化失调，即唐韩昌黎所谓软脚病也。为疏金匮肾气丸十剂，并嘱继服鹿角胶，当自效。许依法施治月余，果获痊愈。迨十七年春而旧恙复发，两脚软冷如故。忆余前次为其治愈之方，虽已忘却，尚记有鹿角胶一物，遂购服试之，讵服未一月，竟日臻痊愈。按鹿角胶咸温无毒，《神农本草经》名曰白胶，李时珍谓其纯阳能通督脉，《别录》主腰脊痛折伤，《日华》主脚膝无力，孟诜主强骨髓，益阳道。盖肾主骨，骨为干，肾藏精，精生髓，以其有强壮肾命之功，故皆主之也"。本案手足麻木冰冷尤以脚心为甚，服当归四逆汤加鹿茸、黄芪后，脚心即由冷转热，这显然应归功于鹿茸。近治一硬化性骨炎患者史某，女，21 岁，曾患右胫腓骨骨髓炎，经治愈后，1976 年又患左胫腓骨中段硬化性骨炎，已一年多，久治少效，患处隆起，疼痛酸胀，日轻夜重，以致难以入寐，有时痛引左膝关节，手冷，肌瘦，舌苔稍呈灰白色，脉弦细缓。1978 年 3 月 8 日初诊，投以当归四逆汤加鹿茸〔当归五钱，桂枝三钱，赤芍白芍各一两，细辛一钱，炙甘草三钱，木通三钱，红枣五枚，鹿茸末五分（冲服）〕，连服四十剂，大得效验，患处隆起见平，酸痛渐止，夜间已不觉痛，能够安寐，食增神旺，肌肉渐丰。由此亦可见其补肾治骨之功。

刘某，男，41 岁。

一诊：1974 年 10 月 9 日。

患舌麻已四年。病起于 1970 年，初因怯寒甚而自服干姜附子汤（黑附子二两，干姜一两）二剂后，舌麻，通身发热，面赤，头昏眼花，站立不稳。当时不知是附子中毒，曾服滋阴降火如龟板、黄柏、知母等药近百剂，无明显效果。迁延至今，不仅舌麻木，而且头部亦感麻木发胀，耳鸣，早上齿衄，夜难入寐，寐亦多梦纷扰，皮肤时起痒疹而搔之出水，四末不温，容易感冒，舌边瘀斑显露，右脉迟缓而左脉沉细。

防风一两，生甘草五钱，丹参一两，白鲜皮一两，刺蒺藜一两，生黄芪五钱，白术五钱。

二诊：10月10日。

服上方二剂，头部麻木发胀稍减，夜寐见安，今日腹泻二次，肛门灼热，守上方再进。

三诊：10月17日。

再服上方二剂，头舌麻木约减三分之一，齿衄已止，舌上瘀斑稍退，守上方加生地五钱、菊花三钱再进。

四诊：10月23日。

服上方五剂，头舌麻木约减三分之二，舌上瘀斑明显减退，守上方再进。

五诊：10月30日。

再服上方十剂，头部麻木完全消失，舌体麻木基本解除，舌上瘀斑基本消退，皮肤痒止，但前额和面齿仍稍发胀，夜寐仍不甚安，守上方加柏子仁、夜交藤、合欢皮各五钱，再进五剂而痊愈。

本例头舌麻木症，是因大剂附子的热毒侵犯心经，致使血脉瘀滞，久而伤及气血所致。治法当以清心解毒活血化瘀为主，补养气血为佐，方用丹参、生地与防风、菊花、生甘草相配，既能清心凉血活血化瘀，又能清热解毒。其中防风《千金方》用以专解乌头毒和附子、天雄毒，尤其值得注意。至于白鲜皮能清彻血中滞热以通痹宣络，刺蒺藜能入血分以破郁散结，二药相配，大有止痒之功。又其所用生黄芪，既能出同生地以补养气血，又能协同防风、白术以固补卫气，防止感冒。由于药证吻合，故疗效显著，四年痼疾，一月而瘳。

本例服大剂干姜附子汤中毒表明，柯韵伯所谓"用干姜、附子回阳以配阴，姜、附，阳中阳也，生用则力更锐，不加甘草则势更猛，比之四逆为峻"，是符合临床实际的。生附子固有大毒，但如久煮服之则无毒。《伤寒论》中的干姜附子汤"以水三升，煮取一升"，约需煮至一小时以上。而现代药理研究证明，附子所含有毒乌头碱，经水煮沸四十分钟，其毒性即几乎消失。但市上所售熟附子也偶有服之中毒的，其主要原因就是由于未经久煮所致。因此，使用附子时，除需久煮（四十分钟至一小时）外，还有必要配以甘草，因为它既能助其强壮之力，又擅解其毒性之长的缘故。

冯某，男，58岁。1973年10月31日初诊。

患两脚震颤已近一月，静则作，动则止，但脚仍有力，行走如常，只是行走较久则脚跟抖动，头晕心慌心悸，夜间且觉心振，舌红，脉弦，饮食正常。投以芍药甘草汤加味（白芍五钱，甘草五钱，钩藤一两，生龙骨、生牡蛎各一两，云茯苓一两），连服二剂，两脚震颤大减，行走较久脚跟也不抖动；再进二剂，两脚震颤基本停止，但仍头晕，小便次数增加；守上方加桂圆肉五钱，续服十剂，两脚震颤完全消失，夜间心振亦止。最后仍守方加减以巩固疗效。

从本案两脚震颤而舌红脉弦来看，可见是因血虚肝风内动所致。由于厥阴肝经从足走腹，风动于下，筋脉不宁，故两脚震颤，脚跟抖动；风扰于上，心神不安，故头晕心慌心悸心振。因此采用芍药甘草汤加钩藤以柔肝息风为主，并加生龙骨、生牡蛎、云苓和桂圆肉以安心神为佐，由于药证吻合，故获速效。

十、黄疸

高某，男，45岁。

一诊：1977年12月10日。

患急性传染性黄疸型肝炎已七日，在某医院住院经用中西药治疗，无法控制其病情发展，黄疸指数60μmol/L，转氨酶升至680U/L（正常值为40U/L），身黄如橘，目黄如金，尿短而黄，每日下午寒热汗出（但头汗出，剂颈而还）如疟状，头痛，口苦口干不欲饮，恶心，不思饮食，强食则吐，脘腹胀满，大便不通，舌苔灰白中兼黄腻，脉弦数有力。

绵茵陈二两，生栀子三钱，生大黄三钱，枳实三钱，厚朴三钱，大腹皮五钱，滑石五钱。

并嘱严守清淡素食，切戒油腻肉食。

二诊：12月12日。

服上方二剂，昨日上午十一时大便一次，先硬后软色黑，下午二时又大便一次，先干后稀，脘腹胀满稍减，午后仍寒热汗出如前，守方加柴胡、黄芩各三钱，青蒿草五钱。

三诊：12月14日。

再服上方二剂，二便畅利，脘腹胀满解除，每餐稍能进点半流食物，食入已不欲吐，亦不饱胀，口干口苦减轻，舌苔灰白减退，但仍黄腻，脉弦见减，复查黄疸指数降至36μmol/L，转氨酶降至300U/L，但午后仍寒热汗出如前，守上方去枳实、厚朴、大腹皮，加重柴胡为五钱，更加甘草一钱半。

四诊：12月16日。

再服上方三剂，身黄见退，尿黄亦减，但目黄依然，午后寒热汗出如前，大便日行两次而粪不稀，食欲渐见好转，每餐能进半流食物（如稀粥、面条）一两，但食后脘腹仍感微胀，精神见好，能够起坐，守上方加大腹皮、六曲各三钱。

五诊：12月19日。

再服上方三剂，午后寒热减轻，汗出渐由颈项透至胸背，口苦已除，便溏日一、二次，舌苔渐退，脉弦渐平，守上方加枳壳三钱，山楂五钱，谷芽、麦芽各一两。

六诊：12月22日。

再服上方三剂，黄疸明显减退，午后寒热轻微，复查黄疸指数降至30μmol/L，转氨酶降至170U/L，虽稍能进食，但不饥不香，守上方加鸡内金三钱。

七诊：12月26日。

再服上方三剂，身黄基本消退，尿黄大减，但目仍微黄，大便稀软日行两次，午后虽有微热，但不恶寒，口腻，舌根部苔仍黄腻，食仍不饥不香，复查黄疸指数降至10μmol/L，转氨酶降至56U/L，守上方去大腹皮、枳壳、鸡内金，加白蔻仁、砂仁各三钱。

八诊：12月28日。

再服上方三剂，病情继续好转，守上方减量继进。

绵茵陈一两，生栀子三钱，生大黄三钱，滑石三钱，柴胡三钱，青蒿草三钱，白蔻仁三钱，砂仁三钱，山楂五钱，六曲三钱，谷芽、麦芽各一两，鸡内金三钱，甘草一钱半。

九诊：1978年1月2日。

再服上方五剂，午后寒热全退，目黄尚未退净，大便仍稀，日一二行，便后口干渴而不欲饮水，近日肝区有时隐痛，脉弦已退，苔仍黄白而腻，守上方出入。

绵茵陈一两，柴胡三钱，枳壳三钱，白芍三钱，甘草一钱半，党参五钱，焦白术五钱，云苓五钱，陈皮三钱，白蔻仁三钱，砂仁三钱，谷芽、麦芽各一两。

十诊：1月9日。

再服上方五剂，复查肝功能各项均正常，精神转佳，大便成形，但肝区仍有时隐痛，虽能食而仍不饥不香，食后作饱，寐差多梦，口腻微苦，鼻腔灼热，舌根苔仍黄腻，脉已不弦，守上方出入。

党参一两，焦白术五钱，云苓一两，甘草一钱半，陈皮三钱，丹参一两，山楂肉五钱，六曲三钱，谷芽、麦芽各五钱，白蔻仁三钱，绵茵陈一两。

十一诊：1月16日。

再服上方八剂，肝痛见减，食后已无不适感，但仍不饥不香，大便软烂不成形，口苦渐除，夜寐渐安，舌根黄苔见退，脉息转迟，守上方出入。

党参一两，焦白术一两，云苓一两，甘草一钱半，陈皮五钱，山楂肉五钱，六曲三钱，谷芽、麦芽各五钱，鸡内金三钱，白蔻仁三钱，砂仁三钱，绵茵陈五钱，柴胡三钱，延胡索三钱，田七末一钱半。

十二诊：1月25日。

再服上方八剂，目黄金退，小便亦消，下午肝区虽仍有时隐痛，但如卧床休息则不痛，胃纳增加，每餐可食二三两，但食后肠鸣，大便仍不成形（自云病前经常如此，曾经检查胃酸较少，消化功能较差），昨日又稍感恶心，早起舌苔白腻，守上方去茵陈，加重山楂为一两，更加藿香、佩兰各三钱。

十三诊：2月2日。

再服上方八剂，食欲已振，知饥食香，食后胃中舒适，无恶心感，但大便仍未成形，肝痛续减，口干，夜寐多梦，守上方去藿香、佩兰，加葛根一两，夜交藤、合欢皮各五钱。

十四诊：2月12日。

再服上方八剂，食欲更佳，想吃肥肉，大便渐成形，肝痛已甚轻微，而且痛点前后不定，夜寐见安，守上方出入。

党参一两，焦白术一两，云苓一两，甘草一钱半，陈皮五钱，柴胡三钱，白芍三钱，枳壳三钱，山楂一两，六曲三钱，砂仁一钱半，延胡索三钱，田七末三钱，五味子一钱半。

十五诊：2月23日。

再服上方十剂，肝痛基本解除，仅稍有不适感，大便成条，再查肝功能各项都正常，仍守上力加减以巩固疗效。

本例恰与《伤寒论》阳明病发黄的茵陈蒿汤证相符合。如《伤寒论》中说："阳明病，发热汗出者，此为热越，不能发黄也；但头汗出，身无汗，剂颈而还，小便不利，渴引水浆者，此为瘀热在里，身必发黄，茵陈蒿汤主之。"（238）"伤寒七八日，身黄如橘子色，小便不利，腹微满者，茵陈蒿汤主之。"（261）这就是说，阳明病发黄是因为湿热郁遏交蒸所致。如果湿热二因只有其一，热无湿遏，湿无热蒸，一般是不会发生黄疸的。"阳明病，发热汗出"（必是通身汗出），证明热无湿遏，能够发越于外，所以说"不能发黄"。如果阳明热为湿遏，则必发热"身无汗"而"小便不利"其所以"但头汗出"，"剂颈而还"者，以头为诸阳之会，湿较难遏的缘故。其"渴饮水浆"

（必不能多饮）者，是因热胜于湿所致。由于热为湿遏，所以说"瘀热在里，身必发黄"。"身黄如橘子色"，即热胜于湿的阳黄的特征。其"腹微满"者，是因阳明湿热郁遏，胃肠气滞所致，故阳黄证多大便秘结。茵陈蒿汤为阳黄的主方，方中主药茵陈蒿为治湿热黄疸的专药，具有清、透、利的作用，即既能清除湿热，又能透汗解郁，且能渗利小便。这对湿热郁遏交蒸的黄疸病机是非常适合的，故有极为良好的效验。现代药理研究证明茵陈有扩张胆管，排泄胆汁，促进肝细胞再生的作用。因此，本案采用茵陈蒿汤，并重用绵茵陈二两为主，坚持服至一个月，黄疸即基本消退，肝功能亦恢复正常。此后则以四逆散合异功散调理肝脾为主以竟全功。今就其治疗全过程略加说明。

一诊由于湿热蕴结阳明，不仅小便不利，而且大便不通多日，脘腹胀满较甚，故用茵陈蒿汤合小承气汤加大腹皮、滑石以荡涤胃肠，通利二便，使湿热有出路，服后二便即畅，而脘腹胀满渐除。

二诊至八诊均加入柴胡、黄芩、青蒿以疏利肝胆气机，清解湿热。这是因为本证午后寒热汗出如疟状而口苦脉弦，显有湿热邪滞于少阳，如果但用茵陈蒿汤以清解阳明，而不加入和解少阳之药，则必难收全效。由此可见，黄疸的湿热邪气，是初在胃肠，继入肝胆，由土困而导致木郁的。有人认为，既然现代药理研究证明茵陈具有扩张胆管、排泄胆汁、促进肝细胞再生的作用，那么本案在茵陈蒿汤中不加柴胡、黄芩、青蒿当亦可以达到治疗目的。我认为临床使用中药治病，必须以中医理论为指导才能提高疗效。本案既有阳明湿热发黄之证，又有少阳湿热郁滞之证，茵陈蒿汤只是为阳明湿热发黄而设，并不能主治少阳湿热郁滞的午后寒热如疟状之症，因此必须加入柴胡等和解少阳药，才能收其全功。此外，由于本案湿热困土郁木，胃肠气机壅滞，纳化功能极差，故先后加入枳实、枳壳、厚朴、大腹皮以行气导滞，和山楂、六曲、谷芽、麦芽、鸡内金、白蔻仁、砂仁以助运化而振食欲，也是很有必要的。

九诊以后，都是以四逆散合异功散调理肝脾为主善后。本案治疗至九诊时，黄疸基本消退，午后寒热全除，复查肝功能各项均已正常，只是肝区时有隐痛，胃肠纳化功能仍差，故改用四逆散疏利肝胆气机以平木止痛，和异功散健补脾胃中气以助运进食，并加延胡索、田三七以行气活血化瘀。此方服至十诊时，不仅食欲大振，知饥食香想吃肥肉，而且肝痛基本解除。

又治疗湿热病证，必须严守清淡素食，切戒油腻肉食，才能加速疗效。因为油腻肉食会助长湿热而壅滞邪气，清淡素食则有利于湿热邪气的排泄。至于病人的营养，也只能在清淡素食中加以选择，而绝不可求助于油腻肉食，否则是无益有害的。

华某，女，7岁。

身热目黄，尿黄而短，饮食减少，舌根部苔黄腻，大便有时下蛔虫。投以茵陈五苓散加减（绵茵陈五钱，泽泻三钱，猪苓三钱，云苓三钱，白术三钱，山楂三钱，六曲三钱，麦芽三钱，槟榔二钱）。初服三剂，身黄、目黄、尿黄减退，食欲渐开。继进十剂，曾有三四夜时自汗出，身热、目黄、尿黄全退，舌根部黄腻苔亦除，大便曾下蛔虫三条，粪成条而色正黄，精神、饮食均佳，病告痊愈。

《金匮要略》指出："黄疸病，茵陈五苓散主之。"尤在泾注："此正治湿热之法。茵陈散结热，五苓利水祛湿也。"从五苓散温化渗利水湿的作用来看，可知茵陈五苓散所主治的是湿胜于热的黄疸。如其黄疸是热胜于湿的，则不宜用。本案黄疸而身热苔黄，显属热胜于湿，故去桂枝之辛温，并加山楂、六曲、麦芽以助运化，槟榔以驱蛔虫。由于病情较轻，故收效较速。

十一、痢疾

张某，男，30岁。

患赤痢日四五行，里急后重，身有微热，舌赤，脉弦数。投以白头翁汤加减（白头翁一两，白芍一两，生甘草五钱），连服三剂即愈。

刘某，女，32岁。

患赤痢多日，腹痛里急后重，日二三十行，口干，舌红，脉弦细数。投以白头翁汤加减（白头翁一两，白芍一两，生甘草五钱，北沙参一两），仅服一剂，腹痛里急后重即大减，下痢亦随之而减为日行四五次，守方再进数剂而痊愈。

《伤寒论》厥阴病篇说："热利下重者，白头翁汤主之。""下利欲饮水者，以有热故也，白头翁汤主之。""下利脉沉弦者，下重也。"白头翁汤是后世治痢的祖方。痢疾是因土中湿热蕴结而木火下迫肠间所致，这可从其所谓"下利脉，沉弦者下重也"看得出来。因为痢疾的里急后重而脉弦，即肝木横强失柔之象。故善治痢者，莫不注重调肝（如疏肝、清肝、柔肝等）。白头翁汤所主治的热利下重、便脓血、口渴、脉沉弦数，显属热胜于湿而伤及血络之证，方中白头翁和秦皮、黄连、黄柏四药也显然具有清热燥湿、凉血止血作用。尤其是白头翁更具有疏肝清肝的效能。又黄芩汤和四逆散中所包含的芍药甘草汤具有柔肝缓急的良好作用，对痢疾腹痛、里急后重尤有殊功。后世治痢下脓血及后重窘迫的芍药汤（白芍二两，甘草三钱，木香三钱，槟榔三钱，黄芩五钱，黄连五钱，当归尾五钱。如服后痢不减，加大黄三钱），就是在黄芩汤基础上发展而成。此方主要就妙在重用芍药甘草汤以柔肝缓急。常见热痢服此，里急后重迅速解除而大便畅行，收到"治痢还须利"的稳效、高效，并显示出治痢调肝的优越性，这就是我在上述二例治验中都重用白头翁配合芍药甘草汤的理由所在。

十二、水肿

吴某，女，4 岁。1971 年 9 月 15 日初诊。

患急性肾炎四五日。起于周身疮疖愈后，发热，通身面目浮肿，饮食减少，小便黄短，舌苔淡黄而腻，指纹紫红。投以麻黄连翘赤小豆汤合五皮饮加减（麻黄一钱，连翘三钱，赤小豆五钱，茯苓皮三钱，生姜皮一钱，桑白皮三钱，冬瓜皮三钱），连服二剂，发热解除，尿转清长，浮肿基本消失，胃纳好转，黄苔和紫红指纹均见减退；再进二剂而痊愈。

本例水肿发生于周身疮疖愈后，显然是因湿热由表入里而困于肾所致。由于肾为水脏，湿热困肾，气化被阻，则人身水液不能顺利地向下排泄，而向上向外泛滥，故小便短少而通身面目浮肿。由于热胜于湿，故发热、尿黄、苔黄、指纹紫红。由于湿热内蕴，必然波及中土，而使脾胃纳化功能失常，故饮食减少。《伤寒论》中的麻黄连翘赤小豆汤本为湿热（热胜于湿）发黄而设，今用以配合五皮饮加减，变退黄之剂为消肿之方。方中以麻黄为主药，取其入太阳发汗利水以消肿。该例是属湿热困肾的水肿实证，根据太阳与少阴相表里，实则太阳，虚则少阴的机理，治法应开太阳以泄少阴之水。而太阳外主皮肤，内属膀胱，麻黄既能开太阳皮肤毛窍以发汗泄水，又能开太阳膀胱浊窍以利尿泄水，故为肾病水肿实证的消肿要药。虽然麻黄性味辛温，比较适宜于水寒实肿，如《金匮要略》的甘草麻黄汤证等；但如配伍得宜，也适用于水热实肿，如《金匮要略》的越婢加术汤证等。本例之所以不取越婢加术汤，是因其为湿热（而且是热胜于湿）困肾水肿实证，不宜用麻黄配合白术、生姜的温燥，故采用麻黄连翘赤小豆汤合五皮饮加减，以麻黄配合生姜皮、茯苓皮、桑白皮、冬瓜皮和赤小豆通行皮肤之水，渗利湿热之邪为主，并以连翘解散湿热郁结为佐。由于药证吻合，故获速效。

熊某，女，30岁。1963年3月16日初诊。

久患通身面目浮肿，小便不利，怯寒，口淡不思饮食，有时怔忡心悸而气上冲咽喉，夜寐不安，脉稍弦而按之弱。近因感冒，头项强痛。投以麻黄附子汤加味（麻黄三钱，熟附子五钱，炙甘草五钱，干浮萍三钱），仅服一剂，即小便畅利，日行七八次，浮肿显著减退；再服一剂，浮肿消退十之七八，头项强痛亦除；又进四剂，浮肿基本消失，怔忡心悸大减，夜寐已安，胃纳亦开，脉已不弦，但仍怯寒；守方加重炙甘草为一两，更加桂枝三钱、党参五钱、红枣一两，又服三剂，病乃基本痊愈。最后仍守上方加减以巩固疗效。

涂某，女，55岁。1964年3月4日初诊。

喘咳，通身面目浮肿，小便不利，纳减，神疲。投以射干麻黄汤六剂，喘咳渐平，食增神旺，但浮肿依然。3月11日复诊，改投麻黄附子汤（麻黄三钱，熟附子三钱，甘草三钱），仅服一剂，即得小便畅利，而浮肿迅速消退。

熊案症见浮肿尿少而怯寒、头痛项强、口淡不思饮食、脉稍弦而按之弱，显属阴水寒湿伤阳的表里同病之证，故采用《金匮要略》水气病篇的麻黄附子汤加浮萍（亦为行皮肤之水以利尿消肿的良药）获得良效。但从涂案来看，麻黄附子汤不加浮萍当亦有效。又从熊案因怔忡心悸重用炙甘草（初用五钱，继用一两）并未妨碍消肿而且小便数量大增来看，可见现代药理研究证明单味甘草所含甘草次酸能促进水、钠潴留引起水肿的副作用，并不能代表甘草复方的功能。有人认为《金匮要略》水气病篇的甘草麻黄汤，由于方中麻黄用量倍于甘草，利尿消肿作用占了主导地位，所以有效；反之，如其甘草用量倍于麻黄，那就不一定有效，甚至有可能加重。这种认识也与本案方中甘草用量倍于麻黄（先是加一倍，后是加二倍）而获得利尿消肿良效的实践经验不相符合。当然不应因此而否定现代药理研究的成果，相反，仍然值得临床医生警惕，即凡水肿病证，如果没有必须用甘草的确证，就应该严加禁止，以杜后患。

姜某，女，25 岁。1963 年 11 月 24 日初诊。

患慢性肾盂肾炎已一年多，近时加剧，头面四肢浮肿而下肢较甚，右腰酸痛，小便短赤浑浊如橘子汁，怯寒甚，间或微热，但不汗出，容易感冒，神疲肢倦，不思饮食，有时腹胀，自觉口臭，大便时结时溏而结时较多或带血，头昏耳鸣，心悸，健忘，寐多恶梦而易醒，醒则难再入寐，舌根苔微黄腻，脉迟。投以附子汤合麻黄附子汤加味（熟附子三钱，白术三钱，云苓三钱，白芍三钱，党参三钱，麻黄一钱，甘草五钱，干浮萍三钱，白茅根五钱，生苡仁五钱，赤小豆五钱），连服六剂，尿转清长，浮肿消退，腰酸痛除，口臭减轻，胃纳渐开，饮食增进，大便已转正常，精神见好，心不悸，耳不鸣，夜寐安。复诊仍用附子汤加味以巩固疗效。

本案水肿病情复杂，寒热虚实症状纷陈，从其水肿而怯寒脉迟来看固属寒湿，从其水肿而小便黄如橘汁、口臭、苔黄来看则属湿热，从其怯寒脉迟、神疲肢倦、不思饮食、有时腹胀、大便时溏来看固属阳气虚，从其头昏耳鸣、心悸健忘、寐少梦多、易醒、大便时结或带血来看则属阴血虚，乍看颇有目眩神迷之感。但细加分析，从邪方面看实为寒湿遏热，从正方面看却是阳气偏虚。故用附子汤以温补阳气，合麻黄附子汤以宣化寒湿，配白茅根、生苡仁、赤小豆以清利湿热，其中甘草五倍于麻黄，则是针对其心悸等症而重用。由于药与证合，故获显效。

年某，女，55岁。1978年2月22日初诊。

体肥痰盛易感，近因浴后受凉，恶寒无汗不发热，头身酸痛项强，咳嗽痰多而稀白，胸闷，动则喘作，静则喘止，头面四肢浮肿，尿少色黄，口干不欲饮水，腹胀不思食，舌苔薄黄润滑，脉沉而缓。投以麻黄细辛附子汤合五皮饮加味（麻黄三钱，细辛一钱，熟附子五钱，茯苓皮五钱，生姜皮一钱半，大腹皮三钱，陈皮三钱，五加皮三钱，桔梗三钱，杏仁三钱，厚朴三钱），连服三剂，小便畅利，微自汗出，浮肿消退其半，咳喘减去十之七八，腹胀渐除，知饥思食，复诊守方减量（方中麻黄减为一钱半，细辛减为八分，熟附子减为三钱，其余照原）再进六剂，浮肿全消，咳喘痰除，脘腹不胀，饮食二便正常，唯感神倦乏力，有时心慌心悸。最后用参苓白术散加附子（党参一两，白术五钱，云苓五钱，山药五钱，莲子五钱，生苡仁五钱，扁豆五钱，砂仁三钱，陈皮三钱，桔梗三钱，炙甘草三钱，熟附子三钱），再进十剂而痊愈。

本例患者体肥痰盛，平素阳气不足可知。近因浴后受凉，寒湿外束太阳而内困少阴，故同时现有恶寒无汗、项强、头身酸痛等太阳表实证和无热恶寒、脉沉等少阴里虚证。并因病机遍涉三焦，上焦肺气不宣而痰饮壅盛，故胸闷咳喘痰多而稀白；中焦脾气不运而湿浊困阻，故腹胀不思饮食而脉缓；下焦肾气不化而水液潴留，故头面四肢浮肿而尿少。因此，采用既能解太阳之表，又能温少阴之里的麻黄细辛附子汤（此方《伤寒论》列在少阴病篇，《金匮要略》则附于水气病篇，它不仅能发表温里以两解太少之邪，且能行表里之水）为主，并合五皮饮以行水消肿，又加桔梗、杏仁、厚朴以宣降肺气和疏运脾气。从其服药九剂而小便畅利、微自汗出诸症悉除来看，可见药证吻合，故能获得表里和畅、三焦通利的良效。

吴某，女，47 岁。1976 年 4 月 21 日初诊。

久患肾下垂，腰痛、面浮、脚肿、尿少（时赤时清）已上十年，受寒（浴水或吹风）或临经则浮肿尤甚，汗多，畏风，头重微痛，周身皮肤时有蚁行感，手足麻痹而冷，纳差，喜热饮，天气越热越喜热饮，虽然热饮汗出更多，但感到胃中舒适，大便时结时溏，每晨起床时矢气特多，时吐痰水，睡时喉间有痰声，舌淡苔白滑腻，脉沉细弱。经先后用玉屏风散、四君子汤、五皮饮等方调治，浮肿时消时起，汗出时少时多，疗效不稳。近日头面手足肿甚，眼皮浮肿尤甚，小便短少。投以真武汤加味（熟附子三钱，生黄芪一两，焦白术一两，云苓五钱，生姜三钱，白芍三钱，肉桂三钱，猪苓三钱，泽泻三钱），连服五剂，小便畅利，浮肿全消，汗亦减少，其余症状均见好转，因嘱守方再进以巩固疗效。随访三月，浮肿未再发生。

何某，男，52岁。1978年1月22日初诊。

患面目浮肿上十年，腰痛头昏，腰痛甚时则头晕减轻，腰痛轻时则头晕加重，小便正常，大便时硬时软而软时较多，口腻，有时泛酸，食欲不振（素患慢性胃炎），脘腹时胀，困倦嗜睡，晨起咳吐白痰（素患慢性气管炎），舌苔淡黄而腻，脉稍弦而不任按。经先后用异功散、香砂六君子汤、参苓白术散等方调治，胃病显著改善，知饥食香，每天能进食一斤左右，但浮肿时消时起，腰痛时轻时重，疗效不稳。改投真武汤加味（熟附子三钱，焦白术八钱，云苓八钱，生姜三钱，白芍三钱，桑寄生一两，杜仲五钱，续断五钱，白茅根一两，生苡仁五钱，赤小豆五钱）。初服十剂，浮肿即全消退，仍守上方连服三个月，浮肿未再发生。

由于肾为水脏，总司人身水液，故水肿病多在肾，而常从肾治疗。但因肺主通调水道，脾主运化水谷，故水肿病又多与肺、脾有关，而应同时治其肺、脾，有时甚至要以治肺、脾为主，才能达到消肿的目的。这就是一般对水肿病机常把上、中、下三焦的肺、脾、肾相提并论的理由所在。我对水肿病喜用六经辨证论治，并着重于太阳和少阴，这是因为太阳膀胱为水腑而肾为水脏之故。根据"实则太阳，虚则少阴"的理论，水肿初起的实证多关太阳，而日久由实转虚的虚证则多关少阴，若水肿而见虚实错杂证的，则多两关太阳和少阴。以寒湿水肿为例来说，病在太阳的，宜用甘草麻黄汤或五苓散等以发汗利水；病在少阴的，宜用真武汤等以温阳利水；病在太阳和少阴的，宜用麻黄细辛附子汤或麻黄附子汤等以发表温里。这里必须指出，在太阳和少阴的水肿病机中是包含着上、中、下三焦的肺、脾、肾在内的。如病在太阳多涉及太阴肺（太阳主皮肤，肺合皮毛，同主表）和脾（太阳为寒水之经，而脾土为制水之脏），故甘草麻黄汤用麻黄为主，既是开太阳以利水，也是开肺气以行水，而其佐药甘草既能保肺，又能和中；五苓散既用茯苓、猪苓、泽泻利膀胱之水以消肿，又用白术培中焦之土以制水，而其桂枝既能入太阳以化气行水，又能入脾胃以温运中气。病在少阴肾的也多涉及肺和脾（它们都具有母子关系），如麻黄附子汤既用附子温肾（也能温脾）为主，又用麻黄宣肺与甘草和脾为佐；真武汤既用附子以温肾（也能温脾）为主，又用白术、生姜、茯苓以健脾行水为佐。但水肿病在少阴肾的，常因少阴肾水上凌心火以致心神不宁而见心悸等症，故真武汤中用茯苓，既是取其利水，也是取其安神。或因少阴肾水妄动以致厥阴肝木不宁，如《伤寒论》真武汤证的"头眩身𥆧动振振欲擗地"，就是肾阳衰微，水气妄动，肝失温养而风木不宁的具体反映，故真武汤中用白芍，既是取其利水，也是取其敛肝。由此可见，水肿从六经抓住太阳和少阴辨证论治，更能突出重点和概括全面。

十三、腰痛

黄某，女，19岁。1963年12月4日初诊。

久患慢性肾盂肾炎，腰痛，小便已阴疼，上午轻而下午重，持续约半小时自止，阴中灼热而尿色多清白（有时服药后色黄）。

过去夏月病情加重而冬令减轻，今年则冬夏均剧。晨起口苦，并吐清水带白泡，白天神疲肢倦，手足冷，夜间寐少梦多，容易感冒，经常鼻塞，月经量少色淡而不易干净，白带多。投以古本《伤寒杂病论》禹余粮丸方加减（禹余粮五钱，党参五钱，五味子三钱，云苓五钱，生甘草一两，白茅根五钱，桔梗三钱，桑寄生五钱，杜仲五钱，续断五钱），连服二剂，腰痛及小便已阴疼大为减轻，尿后阴中痛持续时间缩短为三分钟左右。因守上方再进十四剂，腰痛全除，小便已阴疼基本消失（即使有时尿痛也极轻微），精神、饮食、大便均已正常，手足回温，晨起口苦渐除，唯有时阴中灼热。12月18日复诊改方，投以：禹余粮八钱，党参八钱，五味子三钱，云苓五钱，生甘草一两，白茅根一两，冬瓜仁五钱，西瓜仁三钱。患者自服改方多剂后，诸症全除。

本例主症是"小便已阴疼"，故采用禹余粮丸方加减为治。《伤寒论》所谓："汗家重发汗，必恍惚心乱，小便已阴疼，与禹余粮丸。""汗家"是指平素多汗的体虚患者而言，"重"即重复的意思，本来多汗，又复发汗，所以说"重发汗"。汗家重发汗而现恍惚心乱、小便已阴疼等症，是属少阴阳虚所致。因为恍惚心乱乃心阳有虚脱之势，小便已阴疼乃肾阳衰微、内寒收引阴筋之象。由此不难推知，本症的小便必是清白的，脉象必是微弱的，其恍惚心乱也应是与声低息短的郑声同时出现。因此，本证治法必须温补固涩。禹余粮丸方虽失传，但从其主药来看，已符合本证治宜"涩以固脱"的原则，并可想见此方里面必配合有大补阳气的药如人参、附子等在内。古本《伤寒杂病论》虽人多疑之，但本方禹余粮丸则合理可用。由此结合到本例证治，其相同点是：本例慢性肾盂肾炎而症见腰痛、小

便已阴疼、尿色清白、神疲肢倦、手足冷，显属肾气不足之候
（同时，容易感冒为卫虚不能固表，月经量少、色淡不易干净为
气虚不能摄血，白带多为气虚带脉不固），它与《伤寒论》禹余
粮丸证是基本相符的，所以采用此方加减。其不同点是：本例肾
气虽不足，但内蕴湿热余邪，故虽小便已阴疼，而阴中灼热，晨
起口苦。因此，其治法既应补涩其正，又须清利其邪，故用禹
余粮丸方去附子、干姜的温热，加白茅根、冬瓜仁、西瓜仁的清
利，并加生甘草以补中清火，加桔梗以开肺治鼻塞，加桑寄生、
杜仲、续断以补肾治腰痛，灵活运用尚得其宜，故获良效。

符某，男，35岁。1971年7月12日初诊。

患肥大性脊椎炎，腰部沉重冷痛甚剧，不能转侧俯仰，形寒
（时当夏令尚需盖被而卧）不渴，小便清利，舌体胖润，脉象沉
细。投以甘姜苓术汤加附桂（熟附子五钱，肉桂三钱，干姜五钱，
白术一两，云茯苓五钱，炙甘草五钱），连服八剂，腰痛痊愈。

《金匮要略》指出："肾着之病，其人身体重，腰中冷，如
坐水中，形如水状，反不渴，小便自利，饮食如故，病属下焦，
身劳汗出，衣里冷湿，久久得之，腰以下冷痛，腹重如带五千
钱，甘姜苓术汤主之。"尤在泾注："肾受冷湿，着而不去，则
为肾着……然病不在肾之中脏，而在肾之外府，故其治法，不
在温肾以散寒，而在燠土以壮火，甘姜苓术辛温甘淡，本非肾
药，名肾着者，原其病也。"本例临床表现与上述肾着病证颇相
符合，所以采用甘姜苓术汤。但因本例不仅现有腰部沉重冷痛
而口不渴的寒湿着于"肾之外府"之证，而且现有形寒（时当
夏令尚须盖被而卧）、小便清利、脉象沉细的"肾之中脏"阳虚
之证，故在肾着汤中加入附子、肉桂以温壮肾阳。本证寒湿之

所以能够外着于腰不去，多由肾脏阳虚于内而不能充其"外府"所致，因而在用肾着汤时加附、桂的机会是比较多的。

秦某，男，26岁。1976年5月9日初诊。

患腰膝痛已两年，怯寒，容易感冒，口淡乏味，不渴，食不香，舌苔白润，脉沉细弱。投以桂枝附子汤加味（熟附子三钱，桂枝三钱，白术八钱，炒白芍五钱，炙甘草三钱，生姜三钱，大枣五枚，骨碎补五钱，桑寄生一两，杜仲五钱，续断五钱），连服五剂，时自微汗出，腰膝酸痛明显减轻，虽阴雨天寒而痛不加剧（过去阴雨天寒必加剧），腿力渐增，但大便软烂不成条，夜难入寐；二诊守上方加生黄芪一两、党参五钱、云茯苓五钱、夜交藤五钱、合欢皮五钱，再进七剂，腰膝酸痛减去大半，胃纳好转，天亮睡醒仍自微汗出；三诊仍守上方更加生龙骨、生牡蛎各一两，制乳香、制没药各五钱，木瓜、生苡仁各五钱，再服五剂，腰膝酸痛全除，近日虽因久坐半天也不觉痛，知饥食增（每餐能食四五两），但仍不很香，脉力渐旺；四诊再守原方服五剂，诸症悉除，只是夜寐较差而已；最后用二诊方十剂，加入红参一两、鹿茸五钱、枣仁五钱，蜜丸长服以巩固疗效。

王某，女，25岁。

一诊：1974年5月6日。

久患坐骨神经痛，先是右侧腰腿痛，经治虽渐好转，但又发生左侧腰腿冷痛而拘急，天气冷时加剧，入暮尤甚，以至夜不能寐，近三月来，腰腿冷痛月甚一月，左腿且有麻痹感，终日卧床，不能久坐，步履艰难，需人扶持，行走时左下肢跛蹩呈侧弯状，舌淡苔白，脉象细弱。

熟附子三钱，炒白术五钱，桂枝三钱，白芍五钱，炙甘草三钱，生姜三钱，大枣五枚。

二诊：5月10日。

服上方三剂，每次药下须臾，即感全身温暖而微汗，腰腿痛稍见减，痛点游走，守上方加桑寄生一两、独活三钱、防风三钱、党参五钱。

三诊：5月15日。

再服上方五剂，每次药下反应如前而汗出较多，白天腿痛明显减轻，入暮仍感痛甚，守一诊方加重白芍为八钱，大枣为十枚，更加当归五钱、鸡血藤五钱、五加皮三钱、威灵仙三钱。

四诊：5月26日。

再服上方五剂，腰腿痛续减，左腿麻痹解除，脚力渐增，能骑自行车。又服上方五剂，腿力更增，能够行走一华里左右，白天腰腿痛很轻微，但入暮痛较明显，下半夜尤甚，守上方再进五剂。

由于28日月经来潮，而腰腿痛甚，守上方加重当归为八钱，白芍、鸡血藤、大枣各为一两，甘草为五钱，更加桑寄生一两，独活、防风各三钱。

六诊：6月28日。

再服上方二十剂，左腰腿痛渐除，不仅白天痛很轻微，入暮也不加重，天气变冷也不感到痛甚，可以坚持久坐二三个小时，行走更觉有力，左下肢跛躄侧弯已不明显，腰腿冷感消失，屈伸自如，自觉病已基本痊愈，乃上班工作。最后仍守上方加黄芪、杜仲、续断、山药、狗脊等，更进二十剂而痊愈。

上述两例风寒湿邪侵犯肾之外府而内伤肾之中脏的腰痛症，

都是采用桂枝附子汤加味以扶阳驱散风寒湿邪获得良效。

《伤寒论》太阳病篇："伤寒八九日，风湿相搏，身体疼烦，不能自转侧，不呕不渴，脉浮虚而涩者，桂枝附子汤主之；若其人大便硬，小便自利者，去桂加白术汤主之。""风湿相搏，骨节疼烦，掣痛不得屈伸，近之则痛剧，汗出短气，小便不利，恶风不欲去衣，或身微肿者，甘草附子汤主之。"两条汤证虽互有异同，但都属于伤寒风湿为患，只不过是表里病机各有偏重而已。从临床实际来看，三方实可合用。我对本证常用桂枝汤加术、附，疗效尚称满意。又《伤寒论》少阴病篇："少阴病，身体痛，手足寒，骨节痛，脉沉者，附子汤主之。"本症是因伤寒邪犯少阴而外连太阳所致，但其病机重点在于少阴阳衰阴盛，故用附子汤温补少阴阳气以驱散太阳阴邪。有的注家推崇本方为风寒湿身痛仙丹，当是根据《伤寒论》用以主治身体骨节痛而临床实践有得之言。我对风寒湿邪外犯太阳而内伤少阴的关节痛症，也常用此方获得良效，深信前人经验之谈不欺我。从上述《伤寒论》太阳篇三方和少阴篇一方都能主治身体骨节痛并结合临床实践体会到：辨证论治风寒湿痹证，主要应着眼于太阳和少阴。太阳与少阴相为表里，太阳主皮肤，少阴肾主骨而心主血脉。风寒湿邪由皮肤而入太阳，并由太阳而及于少阴肾所主之骨，发生身体骨节疼痛，即此便是太阳与少阴同病。只是初起病机偏重在太阳之表，虽然涉及少阴外合之骨，但尚未伤及少阴之脏，故应从太阳论治，表实而恶寒发热、无汗、脉浮紧的痹痛用麻黄加术汤（也可加附子），表虚而恶寒发热、汗出、脉浮缓虚弱的痹痛用桂枝汤加术、附以外解太阳，内护少阴。若日久而病机偏重在少阴之里的，多见少阴肾脏阳气不足之证，则治宜附子汤温补阳气以祛风寒湿邪。这是就风寒湿痹证而言。若就风湿热痹证来说，初起病机偏重在太阳之表的，表实宜用麻杏苡甘汤加味，表虚宜用秦艽地黄汤（即四物汤加秦艽、防风、甘草）加味，以外解太阳，内护少阴。日久而病机偏重在少阴之里的，多见少阴心脏气血不足之证，治宜独活寄生汤补养心脏气血以祛风湿热邪。独活寄生汤由桑寄生、秦艽、防风、细辛、当归、芍药、川芎、地黄、杜仲、牛膝、人参、茯苓、炙甘草、桂心等组成。它是一个通治风湿痹证的著名方剂，至今犹为临床医生所喜用，如能善为加减，确实是有良效的。但因本方是在八珍汤（仅缺白术，但可加用）补养气血的基础上以祛风湿，扶正药多于祛邪药，所以比较适宜于风湿痹证日久而正偏虚者，尤其对风湿邪入心脏的气血两虚之证颇为相宜。但对风寒湿邪入心而阳气偏虚的宜合附子汤，对风湿热邪入心而阴血偏虚的宜合补心丹。本方若用于风湿痹证初起而邪偏实的，必须妥善加减，才能取效，否则，如属风寒湿邪偏实而用人参、熟地等壅补，必致邪滞难解；如属风湿热邪偏实而用桂心、细辛等温散，必致热势愈炽。那就不但无益，而且有害了。不过临床所见风湿痹证，大都迁延日久而致气血两虚，故运用本方的机会较多。

吕某，男，49 岁。1972 年 1 月 2 日初诊。

患腰痛已十多年。1956 年仅感腰部不适，1959 年逐渐感到腰痛，时作时止，但虽痛不甚，尚能参加体力劳动，至 1965 年后，腰痛逐渐加剧，以致不能参加体力劳动。近年来腰腿痛甚，尤以右侧髋、膝关节更为明显，右大腿外侧皮肤麻痹而灼热，最近且见右小腿皮肤红肿，舌红苔薄黄，脉弦细数。西医检查发现脊椎腰 7 骨裂，并有风湿性关节炎和高血压病史。投以芍药甘草汤加味（生白芍五钱，生甘草五钱，当归五钱，鸡血藤五钱，川牛膝三钱，木瓜三钱，杜仲五钱，续断五钱，白茅根一两，生苡仁一两，赤小豆五钱，云南白药一瓶），连服四剂，腰腿痛基本消失，其他症状悉除。患者原定要去北京参加一次会议，由于腰腿痛甚而无法前去，颇感焦急，幸因服药病已基本痊愈，乃欣然启程赴京报到。

柳某，男，19 岁。1974 年 12 月 20 日初诊。

患风湿性关节炎，腰腿关节痛甚，行走无力，手指关节亦痛，每隔五六天腰及上下肢关节必剧发阵痛一次，咽喉干燥，大便秘结，脉细数。投以芍药甘草汤加味（白芍一两，甘草五钱，当归五钱，鸡血藤一两，川牛膝五钱，木瓜三钱，生苡仁五钱，桑寄生一两，独活三钱），连服十剂，腰腿关节疼痛大减，手指关节痛全止，行走轻快有力，大便畅利而粪软烂不成条，脉已不数。二诊守上方加白术五钱，再进十剂，腰痛基本解除，仅感微酸，未再阵发剧痛，唯下肢膝踝关节和脚后跟以及脚板心等处时有游走性的微痛而已。三诊仍守上方加减以善后。

腰腿痛是一种临床常见的病证。我对本证属于肝肾阴血不足以养筋骨而外邪留滞不去的，常用芍药甘草汤加当归、鸡血藤为主，腰痛较甚的更加桑寄生、杜仲、续断，腿痛较甚的更加牛膝、木瓜。方中主药白芍、甘草、当归、鸡血藤用量至少各五钱，多则一二两。此方疗效甚佳，不可轻视。本例腰腿关节痛甚而舌红脉弦细数，显属肝肾阴血不足以养筋骨而外邪留滞不去所致，故采用上方获得良效。其所以合用茅根、苡仁、赤豆以清利湿热，是因伴有湿热下注的右小腿红肿。至于加用云南白药以活血化瘀止痛，则是因为久痛入络，必有血瘀之故。

李某，男，30岁。1964年12月10日初诊。

患风湿性关节炎将近十年，通身关节疼痛，尤以腰腿为甚，阴雨天痛剧，舌苔白黄，脉濡细数。投以桂枝芍药知母汤加减（桂枝一钱半，白芍五钱，知母五钱，甘草五钱，麻黄一钱半，黄芪五钱，防风三钱，生姜三钱，当归三钱，乳香三钱，清风藤五钱，大活血三钱），连服三剂（第一剂方缺知母，服后口干渴甚，第二剂有知母，服后则口干渴止），关节疼痛明显减轻。因守方服至六十剂，腰腿关节疼痛痊愈。

《金匮要略》治"诸肢节疼痛"的桂枝芍药知母汤方由桂枝、芍药、知母、白术、附子、麻黄、生姜、甘草、防风九味药组成。尤在泾为之注解说："桂枝、麻黄、防风散湿于表，芍药、知母、甘草除热于中，白术、附子驱湿于下，而用生姜最多以止呕降逆，为湿热外伤肢节而复上冲心胃之治法也。"近人曹颖甫曾盛赞其"方治之妙，不可言喻"，并曾举戴姓妇人小产后病历节的治验为证，其症手足拘挛，入夜剧痛，且较缓，经投此方，初诊用熟附子二剂不应，复诊改用生附子，一剂汗乃出，二剂肢节便可伸屈，调理而愈。本例肢节疼痛而苔白黄脉濡数，显然和上引尤在泾所谓"湿热外伤肢节"相符合，故采用本方加减，以桂枝、麻黄、防风、生姜、清风藤和知母、白芍、甘草，在温散外湿中清解内热，因症见苔黄脉细数，故去原方的附子和白术，以免温燥助火（从第一剂缺知母而服后口干渴甚来看，可见去术、附是必要的），而加黄芪、当归、大活血、乳香以补养气血，活血化瘀，既使邪去而正不受伤，又使气血和畅而湿热易解。由于药证吻合，故获良效。